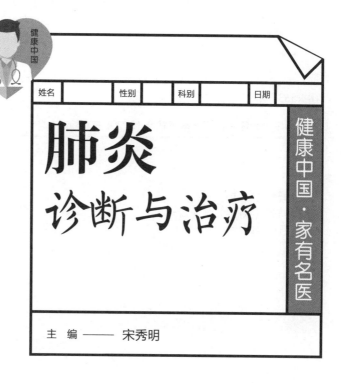

| 姓名 | | 性别 | | 科别 | | 日期 | |
|---|---|---|---|---|---|---|---|

# 肺炎
## 诊断与治疗

健康中国·家有名医

主 编 —— 宋秀明

U0198382

上海科学技术文献出版社
Shanghai Scientific and Technological Literature Press

图书在版编目（CIP）数据

肺炎诊断与治疗 / 宋秀明主编 . —上海：上海科学技术文献出版社，2020
（健康中国·家有名医丛书）
ISBN 978-7-5439-8108-9

Ⅰ.①肺…　Ⅱ.①宋…　Ⅲ.①肺炎—诊疗—普及读物　Ⅳ.① R563.1-49

中国版本图书馆 CIP 数据核字 (2020) 第 053936 号

策划编辑：张　树
责任编辑：付婷婷　张亚妮
封面设计：樱　桃

肺炎诊断与治疗
FEIYAN ZHENDUAN YU ZHILIAO
主编　宋秀明
出版发行：上海科学技术文献出版社
地　　址：上海市长乐路 746 号
邮政编码：200040
经　　销：全国新华书店
印　　刷：常熟市人民印刷有限公司
开　　本：650×900　1/16
印　　张：14.25
字　　数：147 000
版　　次：2020 年 7 月第 1 版　2020 年 7 月第 1 次印刷
书　　号：ISBN 978-7-5439-8108-9
定　　价：35.00 元
http://www.sstlp.com

# "健康中国·家有名医"丛书总主编简介

## 王 韬

同济大学附属东方医院主任医师、教授、博士生导师,兼任上海交通大学媒体与传播学院健康与医学传播研究中心主任。创立了"达医晓护"医学传播智库和"智慧医典"健康教育大数据平台;提出了"医学传播学"的学科构想并成立"中国医学传播学教学联盟"。任中国科普作家协会医学科普创作专委会主任委员、应急安全与减灾科普专委会常务副主任委员、中华预防医学会灾难预防医学分会秘书长。全国创新争先奖、国家科技进步奖二等奖、上海市科技进步奖一等奖、中国科协"十大科学传播人物"获得者。"新冠"疫情期间担任赴武汉国家紧急医学救援队(上海)副领队。

## 李校堃

微生物与生物技术药学专家,中国工程院院士,教授、博士生导师,温州医科大学党委副书记、校长、药学学科带头人,基因工程药物国家工程研究中心首席专家。于1992年毕业于白求恩医科大学,1996年获中山医科大学医学博士学位。 2005年入选教育部新世纪优秀人才,2008年受聘为教育部"长江学者奖励计划"特聘教授, 2014年入选"万人计划"第一批教学名师。长期致力于以成纤维细胞生长因子为代表的基因工程蛋白药物的基础研究、工程技术和新药研发、临床应用及转化医学研究,在国际上首次将成纤维细胞生长因子开发为临床药物。先后获得国家技术发明奖二等奖、国家科技进步奖二等奖等,发表论文200余篇。

汪　胜　　杭州师范大学医学院副院长、副教授

宋国明　　上海市第一人民医院党委副书记、纪委书记、副研究员

张春芳　　上海市浦东新区医疗急救中心副主任

张雯静　　上海市中医医院党委副书记、主任医师

林炜栋　　上海交通大学护理学院副院长（主持工作）、主任医师

罗　力　　复旦大学公共卫生学院党委书记、教授

周行涛　　复旦大学附属眼耳鼻喉科医院院长、主任医师、教授

赵燕萍　　复旦大学附属闵行医院（上海市闵行区中心医院）党委书记、主任医师

唐　琼　　上海市计划生育协会驻会副会长

陶敏芳　　上海市第六人民医院副院长、主任医师、教授

桑　红　　长春市第六医院院长兼党委书记、主任医师、教授

盛旭俊　　海南省澄迈县人民医院执行院长、副主任医师
　　　　　上海交通大学医学院附属新华医院医务部副主任

韩　静　　同济大学附属东方医院应急管理办公室副主任、副教授

颜　萍　　新疆医科大学护理学院院长、主任护师

薄禄龙　　海军军医大学长海医院麻醉学部主任助理、副主任医师、副教授

# 总　序

　　健康是人生最宝贵的财富,然而疾病却是绕不开的话题。2020 年中国人民共同经历了一场战"疫",本应美如画卷的春天,被一场突如其来的疫情打破。这让更多人认识到健康的重要性,也激发了全社会健康意识的觉醒。

　　现代社会快节奏和高强度的生活方式,使我们常常处于亚健康状态。美食诱惑、运动不足、嗜好烟酒,往往导致肥胖,诱发高血压、高血脂、高血糖、高尿酸乃至冠心病、脑卒中,甚至损伤肺功能,造成肾功能衰退,而久病卧床又会造成肺炎、压疮、下肢血管栓塞等衍生疾病……凡此种种,严重影响人们的健康生活。

　　"经济要发展,健康要上去"是每个老百姓的追求,健康是人们最具普遍意义的美好生活需要。鉴于此,上海科学技术文献出版社策划出版了"健康中国·家有名医"丛书。丛书作者多为上海各三甲医院临床一线专科医生,遴选临床常见病、多发病,为广大读者提供一套随时可以查阅的医学科普读物。

　　如今,在国内抗"疫"获得阶段性胜利的情况下,全国各地逐渐复工复产,医务人员和出版人也在用自己的实际行动响应政府号召。上海科学技术文献出版社精心打造的这套丛书,为全社会健康保驾护航,让大众在疫情后期更加关注基础疾病的治疗,提高机体免疫力,在这场战"疫"取得全面胜利的道路上多占

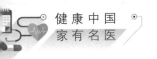

得一些先机,也希望人们可以早日恢复健康生活。

　　本丛书秉承上海科学技术文献出版社曾经出版的"挂号费"丛书理念,作为医学科普读物,为广大读者详细介绍了各类常见疾病发病情况,疾病的预防、治疗,生活中的饮食、调养,疾病之间的关系,治疗的误区,患者的日常注意事项等。其内容新颖、系统、实用,适合患者、患者家属及广大群众阅读,对医生临床实践也具有一定的参考价值。本丛书版式活泼大气、文字舒展,采用一问一答的形式,逻辑严密、条理清晰,方便阅读,也便于读者理解;行文深入浅出,对晦涩难懂的术语采用通俗表达,降低阅读门槛,方便读者获取有效信息,是可以反复阅读、随时查询的家庭读物,宛若一位指掌可取的"家庭医生"。

　　本丛书的创作团队,既是抗"疫"的战士,也是健康生活的大使。作为国家紧急医学救援队的一员,从武汉方舱医院返回上海的第一时间能够看到丛书及时出版,我甚是欣慰。衷心盼望丛书可以让大众更了解疾病、更重视健康、更懂得未病先防,为健康中国事业添砖加瓦。

王　韬

中国科普作家协会医学科普创作专委会主任委员

赴武汉国家紧急医学救援队(上海)副领队

2020 年 4 月 3 日于上海

# 目　录

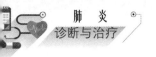

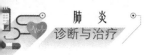

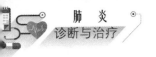

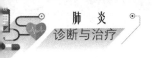

# 了解一些肺炎的常识

## 何谓肺炎

肺炎指肺实质的炎症。因为肺实质与肺间质在解剖和功能上不易区分，所以肺炎常包括肺间质的炎症。肺炎的病因以感染最为常见，其他还有理化因子、免疫损伤等。

## 肺炎如何分类

抗生素时代，肺炎是采用解剖学的分类方法，如分为大叶性肺炎、小叶性肺炎、间质性肺炎等。现在因为肺炎病原学的变化和多样性、临床表现得不典型性以及新病原微生物的发现，从治疗和患者的预后方面判断，肺炎应该按照病因学进行分类，强调病原学的诊断。按病因学分类，肺炎分为感染性肺炎、理化因素所致肺炎、变态反应性肺炎。按患病环境分类，分为社区获得性肺炎、医院获得性肺炎。

## 炎症细胞有哪些

参与炎症反应的细胞称为炎症细胞。呼吸系统炎症中主要

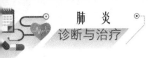

的炎症细胞有中性粒细胞(neutrophil, PMN)、嗜酸性粒细胞(eosnophils, Eos)、嗜碱性粒细胞(basophilic granulocyte, Baso)、淋巴细胞(lymphocyte, L)、单核细胞(monocyte, M)、巨噬细胞(macrophagocyte, Mφ)、肥大细胞(mastocyte, MC)、树突状细胞(dendritic cell, DC)、朗格汉斯细胞(Langerhans cell), 此外还有血小板(PL)等。

## 什么是肺巨噬细胞

肺巨噬细胞广泛存在于气道、肺泡腔、肺间质、血管床和胸膜腔内。其大多来源于血液中的单核细胞,后者部分离开血液循环在组织中分化为 Mφ,一部分在局部增殖。肺巨噬细胞包括肺泡巨噬细胞(alveolar macrophages, AM)、肺间质巨噬细胞(interstitial macrophage, IM)和肺血管内巨噬细胞,树突状细胞(DC)也是巨噬细胞样细胞。

## 肺巨噬细胞的功能如何

正常肺中肺泡巨噬细胞(AM)占实质细胞的 $2\%\sim5\%$,表达细菌毒素受体、调理素抗体受体、补体片段受体、细胞因子受体、植物血凝素受体以及介导结合卡氏肺孢子虫和结核分枝杆菌的受体等,位于清除吸入的病原体及颗粒的第一线。肺间质巨噬细胞(IM)的免疫辅助功能比 AM 强,但吞噬和释放介质的能力比 AM 弱,生理或炎症情况下 IM 可补充 AM,它与基质及间质内成分直接接触,释放的介质和酶可能会引起更大的生物活性或损害。肺血管内巨噬细胞在人体的量很少,其含大量吞噬性溶酶体,位于毛细血管后微静脉中,与内皮细胞(EC)形成细胞间黏附斑,可能有助于其定位于肺,细菌毒素进入肺循环首先由其识别吞噬,并可被激活释放介质而引起损伤。树突状细胞(DC)属于抗原呈递细胞(antigen-presenting cell, APC)。巨噬细胞(Mφ)在呼吸道的防御免疫功能中起着重要作用,肺急、慢性炎症时常可增加。

体内的 Mφ 一般处于静止状态,当受到病原体或细胞因子等刺激活化后功能明显增强。AM 作为非特异性免疫系统卫士,吞噬吸入的颗粒,借黏液纤毛运走或转运至局部淋巴结;吞噬、杀灭微生物;呈递抗原,辅助 T、B 细胞致敏,但作用较弱,可释放花生四烯酸产物、酶类、细胞因子和纤溶酶原活化物抑制剂等。

肺内 Mφ 激活是炎症级联反应的一个关键环节,活化的 Mφ 含更多的线粒体和溶酶体,更强的胞饮和吞噬能力,并可合成与释放脂类介质[如前列腺素 D2(prostaglandin D2, PGD2)、前列腺素 F2(prostaglandin F2, PGF2)、白三烯 B4(leukotriene B4, LTB4)、血栓素 A2(thromboxane A2, TXA2)]和酶类介质、活性氧、活性氮、细胞因子[如白介素-1(interleukin-1, IL-1)、白介素-6(IL-6)、白介素-10(IL-10)、白介素-12(IL-12)、白介素-15(IL-15)、白介素-18(IL-18)、肿瘤坏死因子-α(TNF-α)]及转化生长因子(TGF)等;可表达多种受体,如 C5a 受体、Fc 受体、IL-1、

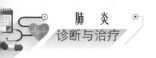

IL-2、粒细胞巨噬细胞-集落刺激因子(granulocyte-macrophage colony stimulating factor, GM-CSF)、干扰素(interferon, IFN)等细胞因子的受体,趋化物的受体,基质成分的受体,植物凝集素受体,介导与结核杆菌结合的甘露糖受体以及细菌成分的受体等,包括被变化或损害了的蛋白质受体,有利于细胞、细胞微生物、细胞基质间相互作用。

肺巨噬细胞有杀菌、促凝、吞噬和清除异物与微生物或破坏的细胞和抗原呈递的作用,其所产蛋白酶/酶抑制物的调节作用,可促进炎症消退与损伤修复。但是某些被吞噬的病原有抵抗力,不易被杀死,其继续生存可使 Mφ 呈慢性活化状态,持续损伤周围组织。此外,Mφ 分泌的多种细胞因子[如转化生长因子(transforming, TGF)、胰岛素样生长因子(insulin-like growth factor, IGF)]可促进成纤维细胞增殖、胶原沉着。所以,Mφ 的功能与炎症是消退还是发展为慢性,或者形成病理性瘢痕有关。

## 肺巨噬细胞如何激活

C-C 家族趋化因子单核细胞趋化蛋白(monocyte chemoattractant protein, MCP)、C5a、纤维蛋白片段、脂类介质、TGF-β、GM-CSF、血小板衍生因子(platelet-derived growth factor, PDGF)等可诱导单核细胞游走,在炎症灶周围聚集,并在促生长因子作用下向 Mφ 分化,生存期延长。Mφ 的激活过程可分为 3 个阶段:第一阶段为触发应答阶段,当病原体与 Mφ 表面受体接触后,Mφ胞内发生生理生化反应,获得增殖、趋化、吞噬的能力;第二阶段为启动兴奋阶段,在淋巴因子作用下获得抗原呈递功能;第三阶段为激活发展阶段,在脂多糖(lipopolysaccharide,LPS)、干扰素(IFN)等刺激后充分激活,成为活化的 Mφ。此时不仅有细胞变大、细胞膜皱褶增多和伪足伸出增多等形态的变化,还有代谢加快,各种功能上调,如吞噬增强,活性氧、活性氮与细胞因子生成增加以及表达主要组织相容性复合体 II(major histocompatibility complex,MHC II)上调,从而增强与 T 细胞相互作用和抗原呈递作用。

## 什么是中性粒细胞

中性粒细胞(neutrophil,PMN)是急性炎症的主要炎性细胞。与 Mφ 不同,PMN 很少见于正常肺泡和间质中,而可大量存在于肺血管中。当其流经肺微血管时,由于毛细血管直径小、血压低、血流速度慢,PMN 几乎停留在其中,需变形并历时 1 秒钟至数分钟才能通过。在肺急性炎症尤其是由化脓菌引起者,肺间质和(或)肺泡内可有大量 PMN 浸润。

## 中性粒细胞的功能如何

中性粒细胞(PMN)具有趋化、游走、吞噬、杀菌的能力,尤其

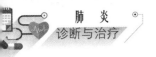

对化脓菌的杀伤作用是炎症细胞中最强的。与 Mφ 需活化后才合成与释放活性物不同,PMN 生成并储存多种活性物于其细胞内颗粒中。早幼粒阶段发育的嗜天青颗粒(初级颗粒)功能类似溶酶体,其中含多种杀菌酶,如杀菌/通透性增加蛋白、防御素、溶菌酶。中幼粒开始生成的特殊颗粒(次级颗粒)主要含中性金属蛋白酶,还含有酸性水解酶及明胶酶的小颗粒。此外,PMN 也能生成和分泌其他炎性介质。

## 中性粒细胞如何激活

有人提出中性粒细胞(PMN)的激活需经致敏和刺激两个步骤。未经致敏的 PMN 在趋化物作用下可游走,但不能清除病原体或引起组织受损。当遇到细菌脂多糖(lipopolysaccharide, LPS)和低浓度的肿瘤坏死因子-α(TNF-α)、白介素-1(IL-1)或血小板活化因子(platelet activating factor, PAF)等时,PMN 被致敏而反应性提高,并获得清除感染源的能力。致敏的 PMN 对后继的刺激反应加大,可大量分泌、释放具有损伤性的介质,IL-8、C5a 有强刺激分泌的作用,LPS、TNF-α、PAF 在高浓度时只有中度刺激分泌作用。据报道单核细胞/巨噬细胞(M/Mφ)在肺内的聚集发生在 PMN 聚集之后,PMN 缺乏的动物,C5a 不引起 M 聚集。

趋化移行的吞噬细胞遇到细菌或其他小颗粒,尤其是已被调理者,将其吞噬后与细胞内颗粒或溶酶体融合,形成吞噬溶酶体,并释放颗粒中的酶直接杀伤或抑制吞噬溶酶体中的细菌或消化降解异物,或者在吞噬过程中发生呼吸爆发产生活性氧而杀菌,然而,这些活性物中很多对健康组织也有毒性作用,可导致炎性损伤。如果被吞噬的颗粒较大,吞噬细胞无法将其包围,或细胞损伤崩解,则颗粒内容物逸出而损伤邻近正常组织。

## 什么是淋巴细胞

淋巴细胞在肺和气道的炎症及免疫反应中和 Mφ、PMN 一样起着重要的作用。它更能识别自我与非我,而且具有抗原特异性,是产生和调节特异性免疫反应的关键细胞。

## 肺内淋巴细胞组分与功能如何

正常肺内淋巴细胞(lymphocyte, L)根据分布可分为 4 个组分:上皮表面淋巴细胞(epithelial surface lymphocytes, LES)、支气管相关淋巴样组织(bronchial associated lymphoid tissue, BALT)、间质淋巴细胞(IL)和血管池淋巴细胞。每个组分淋巴细胞的类别、比例、形态与功能不同,目前对前两者了解较多。

支气管肺泡上皮表面的淋巴细胞易在支气管肺泡洗出液中收集到,正常值占回收 BALF 中细胞的 5%～15%,炎症反应时可明显增加,其中约 70% 为 T 细胞,CD4＋/CD8＋比值与血液

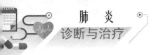
中相似,另外还有 B 细胞和不定量的自然杀伤(natural killer,NK)细胞。90%以上 LES 的 T 细胞为已被激活的记忆型。LES 可能来自血液循环,在局部增殖并进一步分化,然后进入间质或淋巴组织,或者死亡。它可能参与监视气道并与上皮细胞相互作用,受刺激后增殖,产生细胞因子及抗体或执行溶细胞作用。但其反应较血中 T 细胞或间质内记忆 T 细胞弱,可能因肺泡巨噬细胞(macrophagocyte,AM)所产生的转化生长因子-$\beta_1$(TGF-$\beta_1$)、前列腺素 E2(prostaglandin E2,PGE2)以及表面活性物质对其活化增殖有抑制作用。BALT 为气道上皮下淋巴细胞的集合体,无生发中心,主要含 B 细胞和散在的 T 细胞,后者主要为 CD4+辅助性 T 细胞,可能是气道局部对免疫性刺激反应产生抗体的中心。但目前认为正常人不常见或无 BALT 结构,在感染或炎症时由于抗原、感染诱导产生的细胞因子等刺激才出现与增殖。IL 中 90%以上为记忆 T 细胞,CD4+/CD8+比值低于 LES,有大量 NK 细胞。简言之,肺内 CD4+ T 细胞主要辅助 B 细胞产生抗体和 CD8+细胞毒性 T 细胞的成熟。Th1 分泌的细胞因子主要有 IL-2、IFN-$\gamma$、TNF-$\alpha$、TNF-$\beta$、IL-3、GM-CSF;Th2 分泌的细胞因子主要有 IL-4、IL-5、IL-6、IL-10、IL-13、IL-3、GM-CSF、TNF-$\alpha$。CD8+ T 细胞则介导细胞毒作用或抑制其他免疫反应,分泌细胞因子产生保护性或破坏性免疫反应。B 细胞主要生成抗体,分泌细胞因子,也可作为记忆 T 细胞的抗原呈递细胞,NK 细胞属天然免疫系统,不需先激活介导其细胞毒和产细胞因子的功能。

# 淋巴细胞如何活化

T 细胞和 B 细胞的活化需特异抗原信号,肺内 T 细胞的抗原受体绝大多数为 α、β 链异二聚体。一定的淋巴细胞克隆有精细的特异抗原受体,识别表达于抗原呈递细胞(antigen presentation cell, APC)表面并与组织相容性复合体(major histocompatibility complex, MHC)结合成复合物的抗原,此即 T 细胞活化的第一信号。在 APC 及 T 细胞表面黏附分子所提供的协同刺激信号即第二信号参与下,激活 T 细胞并增殖分化成效应细胞。B 细胞受体识别抗原不需 APC 对抗原处理加工,也无 MHC 限制性,它不仅能识别蛋白质抗原,还能识别肽、核酸、多糖、脂类和小分子化合物。B 细胞被胸腺依赖性抗原活化也需要两个信号:第一信号包括 B 细胞受体识别抗原产生的信号和 B 细胞表面 CD19/CD21/CD81/Leu13 形成的 B 细胞共受体作用,并需要 Th 细胞的辅助;第二信号也由多个黏附分子的相互作用所提供。B 细胞活化产生抗体,T 细胞活化或可产生细胞毒性 T 细胞,或产生细胞因子活化其他细胞,或引起纤维化,参与变应性反应、迟发超敏反应和肉芽肿性反应。

淋巴细胞活化和产生细胞因子需要巨噬细胞(Mφ)呈递抗原;Mφ 的杀伤功能以及释放花生四烯酸(arachidonic acid, AA)和氧化代谢物又受活化的 T 细胞所产的细胞因子影响,其吞噬作用在 B 细胞产生的调理性免疫球蛋白作用下明显增强。所

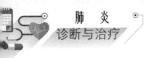

以,淋巴细胞与 Mφ 的作用具有相互依赖性。

## 什么是嗜酸性粒细胞

　　嗜酸性粒细胞(eosinophilic，Eos)来源于骨髓 CD34$^+$ 干细胞,GM-CSF、IL-3、IL-5 诱导其在骨髓中增殖分化成熟,并使其活化,循环中的 Eos 无分裂增殖能力。IL-5 促使其从骨髓中释放。生理情况下 Eos 可在呼吸道黏膜下层结缔组织定居,过敏性炎症时增多。细胞膜表面表达多种免疫球蛋白受体、补体片段受体、细胞因子和趋化因子受体、黏附分子。C5a、脂类介质、多种 C-C 家族的趋化因子[如巨噬细胞炎症蛋白-1β(MIP-1β)、正常 T 细胞表达和分泌的细胞因子(RANTES)、单核细胞趋化蛋白-3(MCP-3)、嗜酸性粒细胞趋化因子(EOTAXIN)等,其中 EOTAXIN 对 Eos 有选择性]和 CXC 家族的 IL-8,以及多种细胞因子(多数产自 Th2)都有趋化 Eos 的作用。Eos 可被多种细胞因子活化,其免疫球蛋白(Ig)受体和补体受体对调理化的微生物特异反应或其分泌型免疫球蛋白 A(sIgA)受体与 sIgA 结合也可使之活化。活化的 Eos 可出现脱颗粒,释放其中含有的颗粒蛋白,具有相当强的细胞毒作用,主要有碱性蛋白(myelin basic protein，MBP)、嗜酸性粒细胞过氧化酶、嗜酸性粒细胞阳离子蛋白和嗜酸性粒细胞源性神经毒素。MBP 不仅可直接损伤上皮细胞,还可激活 Baso、MC、PMN 和 PL,可能也阻断毒蕈碱型(M2)胆碱能受体而加重气道高反应性。此外,活化的 Eos 还可生成释放多种介质,如白三烯 C4(LTC4)、活性氧、IL-3、IL-4、IL-5、IL-6、IL-8、GM-CSF、肿瘤坏死因子-α(TNF-α)、转化生长因子-β(TGF-β)、血小板衍生因子(platelet derived growth factor, PDGF)、血管内皮生长因子(vascular endothelial growth factor, VEGF)和 MIP-1、RANTES 等。

## 什么是肥大细胞

肺内有丰富的肥大细胞(mastocyte, MC),主要分布在小血管和淋巴管附近、黏膜上皮细胞下,肺周边部、支气管壁深部、小气道、肺泡间隔内也可分布。MC 来源于多功能造血干细胞,在结缔组织或黏膜进一步分化成熟,有不同亚群。Th2 产生的 IL-3、IL-4、IL-9 促其增殖。它不仅在速发型变态反应中起重要作用,也参与后期炎症反应。其活化机制研究最充分的是 IgE 和抗原介导的活化,活化后不同时期可释放不同介质,最早释放组胺,随后可释放白三烯(LT)和 PGD2、PAF 等,还可分泌 IL-3、IL-4、IL-5、IL-6、IL-8、IL-10、IL-12、IL-13、TNF-α、干扰素-γ(IFN-γ)、巨噬细胞炎症蛋白 1-α(MIP-1α)、碱性成纤维细胞生长因子(bFGF)、VEGF、TGF-β 等,其中某些在后期炎症反应及慢性过敏性炎症中很重要,在纤维化发病中也起到重要作用。MC 的颗粒中含有蛋白酶(糜蛋白酶、类胰蛋白酶)、羧肽酶等,还有组胺、肝素、硫酸软骨素等。C3a、C5a、碱性蛋白(MBP)或 P 物质也可触发其脱颗粒。

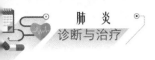

## 什么是炎症细胞的游出

炎症细胞除部分在炎症区增殖外,大多需要从血液补充。炎症细胞的游出募集是一个复杂的现象,它需要趋化物作用,吸引炎症细胞沿化学刺激梯度向炎症区方向移动,是涉及细胞、细胞基质相互作用及体液因子和黏附分子参与的复杂过程。

## 什么是黏附分子

白细胞从血管内移出并进入组织向炎症区聚集以及对靶细胞发挥作用,是白细胞与血管内皮细胞、基质成分、其他靶细胞相互作用的过程,黏附分子的表达及其作为受体与配体的相互作用是此过程的重要环节。目前已知表面黏附分子按结构特征分为 5 类:整合素家族、免疫球蛋白超家族、选择素家族、钙黏附素、黏蛋白样家族,CD44 为尚未归类者,前三者在炎症反应中最为重要。细胞在静息情况下不表达或只少量表达黏附分子,被激活时才大量表达。一种细胞可表达不同的黏附分子,其配体是位于细胞膜上的唾液酸化路易斯寡糖-X 抗原(sLeX)及其相关的寡糖、磷酸化的单糖和多糖、硫酸化的多糖,高度选择性介导细胞黏附。其中 P-选择素存储于内皮细胞(endothelial cells,EC)的 Weibel Palde 小体中,细胞激活时转位到质膜上。整合素

家族的基本结构为 α、β 两个亚单位的异二聚体,已知 8 种 α 亚单位和 14 种 β 亚单位,β1 亚族主要介导细胞-基质间黏附,也介导细胞间黏附;β2 亚族主要介导中性粒细胞(PMN)和单核细胞(M)的黏附。β 亚单位的细胞质内结构域可与肌动蛋白骨架直接作用,从而形成由配体-整合素-细胞骨架跨膜系统构成的局部黏附装置。整合素家族的配体多数具有精-甘-天冬氨酸三肽链结构,细胞外基质也多含此序列,有些病毒结构中也有此序列,所以整合素家族中有的成员可能是某些病毒借以入侵的中介。免疫球蛋白超家族是一类与免疫球蛋白结构相似的跨膜物质,主要表达于血管 EC、免疫系统和神经系统,多数介导 $Ca^{2+}$ 非依赖性同种细胞和异种细胞间的黏附反应。

## 白细胞游出过程如何

炎症细胞在炎症区募集是一个复杂的现象,一般将此过程分为 4 个阶段:滚动、触发、紧密黏附和穿出血管游走。炎症初期在炎性介质等作用下,局部微血管扩张、血流变慢,白细胞着边。此阶段由选择素介导,内皮细胞(EC)含有的 P-选择素的 Weibel Palade 小体转移至质膜,与白细胞表面的寡糖配体结合而捕获之。白细胞表面的 L-选择素表达增加与 EC 的 sLeX 相互作用。由于 P-选择素表达时间短暂,以及 L-选择素的细胞外部分在白细胞活化后很快会脱落,因此白细胞并不是牢固黏附于内皮细胞,而是呈滚动状态。M、TL 还可借人迟现抗原 4(very late

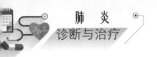

appearing antigen-4，VLA4）和血管细胞黏附分子-1（vascular cell adhesion molecule-1，VCAM-1）的疏松黏附作用而滚动。但是与体循环中 PMN 附壁移动发生于微静脉者不同,在肺循环中白细胞的附壁移动是在毛细血管中进行的,由于 PMN 的直径大于大多节段的毛细血管,需变形才能通过,正常就与 EC 紧贴,因此有人认为在肺微循环中初期无滚动阶段,其附壁不一定依赖选择素介导,在 C5a、LPS 等影响下其变形能力降低,就更容易被滞留于肺毛细血管中。随后在趋化物作用下 EC 表达 E-选择素也增加,与 PMN 或 TL、M 等结合而初步黏附,在细胞因子和趋化因子触发下,PMN、TL、M 的细胞膜上整合素受体人淋巴细胞功能相关抗原-1（LFA-1）、Mac-1 表达增加,EC 表达其配体细胞间黏附分子-1（ICAM-1）也增加,整合素与细胞内骨架蛋白结合使后者构象发生变化,从而使白细胞牢固黏附于血管壁。白细胞也由球形转为阿米巴样活动的细胞,顺趋化物梯度移行,在整合素的亲和力衰减情况下及 PECAM-1 同型黏附分子相互作用下,白细胞可穿过 EC 间连接。同时白细胞还可释放蛋白酶,水解基膜而游出血管至细胞外基质。虽然 CD11/CD18 整合素在白细胞黏附游出中起很重要的作用,但还存在非 CD11/CD18 依赖性游出途径。

## 什么是炎症介质

　　炎症介质是机体受到损伤性刺激时产生的参与炎症反应的活

性物,主要作用于炎症细胞,有的炎症介质还具有血管活性作用,或作用于肝细胞生成急性期反应蛋白,或作用于造血细胞引起白细胞生成释放,或作用于下丘脑引起发热,出现炎症的局部反应与全身反应。有的炎症介质可直接损伤、破坏正常的组织细胞。炎症介质按其作用有促炎介质与抑炎介质两大类,正常机体内,促炎介质和抑炎介质处于动态平衡状态,其变化适量时对机体有利,过多时两者均可对机体产生不利影响,甚至可引起全身性炎症反应综合征,导致失控性炎症,或引起代偿性抗炎反应综合征而导致免疫功能低下。已发现有的介质兼有抑炎和促炎的双重作用。

# 什么是促炎介质

促炎介质根据其来源及化学性质可分为血浆源性促炎介质和细胞源性促炎介质,前者包括补体、凝血、纤维蛋白溶解、激肽等系统激活的产物;后者包括生物胺类、蛋白质/肽类、脂类介质、活性氧和一氧化氮(NO)等。

(1)血浆源性促炎介质:血浆源性促炎介质主要有补体系统活化过程所产生的 C3a、C4a、C5a,可激发相应细胞脱颗粒、释放组胺等,增加血管壁的通透性,或刺激平滑肌收缩。C5a 还对中性粒细胞(PMN)有强趋化作用。C3b、C4b、iC3b 是重要的调理素。攻膜复合体 C5b-9 可直接损伤细胞。凝血酶可刺激细胞因子表达、调节 EC 收缩与血管壁的通透性、促使炎性细胞趋化聚集。纤溶系统生成的纤维蛋白肽、纤维蛋白降解产物有血管活性

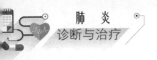

或增加血管通透性及趋化的作用。激肽系统激活生成的激肽类有舒张血管、增加血管通透性、促进 PMN 游出的作用。凝血、纤溶、补体、激肽系统间又有相互激活作用,可进一步放大炎症反应。

（2）细胞源性促炎介质:细胞源性促炎介质包括生物胺类、蛋白质/肽类、脂类介质、活性氧和 NO 等。巨噬细胞(Mφ)、PMN、嗜酸性粒细胞(Eos)、嗜碱性粒细胞(Baso)、肥大细胞(MC)、TL、树突状细胞(DC)和血小板(PL)等炎症细胞以及内皮细胞(EC)、上皮细胞、成纤维细胞、平滑肌细胞都能合成并释放此类炎症介质。

## 什么是抑炎介质

不同的促炎介质在体内大多有相应的物质清除或拮抗抑制之,抑炎介质可以是促炎介质相应的抑制物[如 α-抗胰蛋白酶、C1-抑制物(C1-INH)、过敏毒素灭活物、纤溶酶抑制物、抗氧化剂]或代谢酶(如组胺酶、激肽酶、15-羟 PG 脱氧酶)、内源性皮质醇、急性期反应蛋白(如 LPS 结合蛋白)、细胞因子等。近年研究较多的是抑炎细胞因子。

## 核因子-κB 有何作用

核因子-κB(nuclear factor-κB, NF-κB)是很多炎症介质表达

的关键转录因子,其活化和调节受复杂的信号级联反应调控,又与其他转录因子相互作用而使转录具有选择性。NF-κB是由两个Rel家族蛋白构成的二聚体P50/P65,或称NF-κB1/RelA。在静息细胞,它们在细胞质中与核转录因子-κB抑制蛋白-α(IκB-α)结合而无活性,细胞受刺激后,IκB-α被磷酸化、多泛素化而降解,暴露NF-κB的核定位肽序列,使其可转入核内与靶基因脱氧核糖核酸(DNA)接触,其亚基RelA上有激活转录的作用区,启动基因转录及炎性介质表达与合成。NF-κB诱导激酶(NIK)可激活IκB激酶(IKK)而促进IκB-α磷酸化,相反,NF-κB在核内也可与IκB-α启动子上位点结合而上调IκB-α信使核糖核酸(mRNA),合成新的IκB-α,终止上述反应,下调细胞内信号级联反应,起负反馈作用。

由NF-κB调控的参与炎症反应的因子有:IL-8、MIP-1、MCP、肿瘤生长相关因子(growth regulated oncogene, GRO);TNF-α、TNF-β、IL-1β、IL-2、GM-CSF、G-CSF、IFN-β;ICAM-1、VCAM-1、E-选择素;一氧化氮合成酶(NOS)、环氧合酶、磷脂酶A2(PLA2)、组织因子;NF-κB前体P105、前体P100和IκB-α等。NF-κB还调节与细胞死亡有关的基因表达,还可活化Mφ发生的组织因子依赖性凝血活性、增加纤溶酶原激活剂抑制物(PAI)、减少纤溶酶原激活剂(PA)。有些抑炎因子如IL-10、IL-13、糖皮质激素则可上调AM表达IκB-α、抑制IKK活性、防止IκB-α降解,从而抑制NF-κB活化,发挥抑炎作用。抗氧化剂也可抑制NF-κB活化,从而减少促炎介质。虽然NF-κB在炎症发展中起着很重要的作用,但炎症有关基因启动子是复

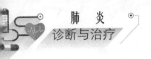

杂的启动子序列,包含很多不同的反应序列元件。现已知 NF-κB
是与相邻的启动子结合转录因子协同作用,加上其他非 DNA 的
核辅助活化物,才驱动炎症基因表达的。

## 什么是炎症反应

　　炎症是临床常见的一个病理过程,可以发生于机体各部位
的组织和器官。急性炎症常有红、肿、热、痛、功能障碍等变化,
同时伴有发热、白细胞增多等全身反应。炎症变化的产生实质
上是机体与致炎因子进行抗争的反映,这种分歧抗争穿插在炎
症过程的始终。致炎因子作用于机体后,一方面引发组织细胞
的损坏,使局部组织细胞出现变性、坏死;另一方面,诱导机体抗
病功能增加,以利于清除致炎因子,使受损组织得到修复,从而
使机体的内环境以及内环境和外环境之间达到新的均衡。

　　通常来说,炎症是机体的一种抗病反应,是对机体有利的,
例如炎性充血能使局部组织得到较多的氧、营养物质和免疫物
质,局部组织代谢和抗侵袭能力增加;渗出液能稀释毒素,其中
所含的抗体能清除病原菌并中和毒素;渗出的纤维蛋白原凝结
而成假膜,形成一道屏障,能阻止病原菌向深部蔓延;渗出物中
的中性粒细胞和巨噬细胞能吞噬病原菌,还能吞噬坏死崩解的
细胞碎屑;炎症区域的浆细胞和淋巴细胞能产生抗体中和毒素;
组织增生能修复炎症区域所形成的损伤。

　　我们要一分为二地分析炎症。炎症反应中的某些有利因

素,在一定条件下,可以向相反方向转化而成为对机体有害的因素,例如,渗出液过多时则常造成有关器官的功能障碍,如胸腔积液可压迫肺,造成呼吸困难;心包积液可阻碍心脏搏动。同样炎症晚期的结缔组织增生及机化虽然有益于组织修复,但又时常造成粘连或实质性器官的硬变,严重妨碍该器官的性能。

## 感染肺炎的人群结构近年来有哪些变化

在传染病流行的时代,肺炎常常发生于某些传染病流行之后,所以肺炎多发生于婴幼儿、青少年当中。随着抗生素的应用,某些传染病得到控制,加上老龄化社会的到来,老年人的抵抗力下降,老年性肺炎逐渐增多。此外,随着医疗技术的发展,器官移植、气管插管或气管切开、呼吸机的广泛应用或者长期应用激素、抗癌药、免疫抑制剂等,使这类患者中肺炎的发生率也不断增加。

## 肺炎病原菌的变迁如何

20世纪40至50年代,肺炎链球菌是导致肺炎的主要致病菌,葡萄球菌、革兰阴性杆菌偶有发病。到20世纪60年代,金黄色葡萄球菌肺炎比例增加,并且出现耐甲氧西林的金黄色葡萄球菌。近几年来,革兰阴性杆菌导致的肺炎不断增加,尤其是医

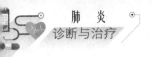

院获得性肺炎中有 60% 以上是此类细菌引起的。而且,新的肺炎病原菌仍在不断增加,如嗜肺军团菌、肺炎衣原体等。某些过去认为不致病或很少致病的病原体如嗜麦芽假单胞菌、卡他莫拉球菌、乙酸钙不动杆菌等也成为肺炎的主要致病菌。

## 什么是耐药菌

在长期应用抗生素治疗之后出现的对相应抗生素产生耐受能力的微生物,统称耐药菌。所谓细菌的耐药性,是指细菌多次与药物接触后,对药物的敏感性减小甚至消失,致使药物对其的疗效降低甚至消失。耐药菌的出现增加了治愈感染性疾病的难度,并迫使人类寻找新的对抗微生物感染的方法。常见的耐药菌有铜绿假单胞菌、肺炎克雷白菌、金黄色葡萄球菌、流感嗜血杆菌等。

## 常见的耐药菌有哪些

需氧的革兰阳性球菌是细菌感染的重要致病菌,主要包括葡萄球菌属,肺炎链球菌、溶血性链球菌、草绿色链球菌等链球菌属,肠球菌属等细菌。近几年来,革兰阳性球菌引起的感染在细菌性感染病原菌中所占比例明显增高,在医院内发生的血行性感染中比例增高更为明显。凝固酶阴性葡萄球菌、金黄色葡萄球菌和肠球菌是引起医院内血行性感染的 3 种主要革兰阳性球菌。随着抗生素的广泛应用,目前革兰阳性球菌的耐药性明显增高。当前主要的耐药性革兰阳性球菌包括:甲氧西林耐药葡萄球菌、青霉素不敏感肺炎链球菌、大环内酯类抗生素耐药的链球菌属细菌。在需氧的革兰阳性球菌中,金黄色葡萄球菌致病性最强,此类细菌可引起全身多发性的化脓性病变,多见于老幼患者,尤其容易感染体质虚弱、免疫功能低下、患呼吸道疾病、糖尿病、恶性肿瘤及长期应用激素或免疫抑制剂的患者。

## 什么是泛耐药菌

近年来,在国内某些大城市的教学医院出现了一些对常用抗菌药都耐药的菌株,被称为泛耐药菌(pandrug resistant,PDR),主要为绿脓假单胞菌、鲍曼不动杆菌、弗氏柠檬酸杆菌和肺炎克雷白菌。全世界对泛耐药菌(PDR)的概念至今尚无统一定义,通常将对两大类抗菌药物均耐药的菌株称为多重耐药菌(multidrug resistant, MDR)。有的专家则定义为:对第三四代头孢、β-内酰胺酶抑制剂的复合剂、碳青霉烯类、喹诺酮类和氨基糖苷类 5 类抗菌药物仅剩 1 类呈敏感的菌株称为 MDR;对上述 5 类抗菌药物全部耐药的称为 PDR;对所有抗菌药物包括多黏菌素都耐药的则称为极耐药菌株(XDR)。这些菌株约占同类菌的 0.3%～5%,一旦引起严重感染,有效的抗菌药只有多黏菌素,或者采用药物敏感试验呈耐药的抗菌药联合使用以提高抗

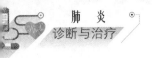

菌效果。某些由 PDR 所致感染的预后并不差,但一些病例的预后则不佳,现在 PDR 已成为临床治疗上的难题。

## 什么是非发酵菌

　　非发酵菌是一组不发酵糖类、无动力、生长需求很低、毒力各异的革兰阴性需氧或兼性厌氧杆菌。此类细菌主要包括假单胞菌属、不动杆菌属、黄杆菌属、产碱杆菌属、无色杆菌属、黄单胞杆菌属等细菌。多数细菌的毒力不强,是条件致病菌,由其引发的感染多发生在免疫力低下的人群中,同时其又具有较强的耐药性。此类细菌在呼吸道感染的患者中检出率最高,其次是尿液和引流液。由其引起的肺部感染主要临床表现是咳嗽、咳痰、发热、肺部听诊可闻及干湿啰音;胸部 X 线表现为炎症性的浸润、斑片状阴影、大片状阴影及肺纹理增多等,临床表现和胸部 X 线表现缺乏特异性。其作为医院内感染主要致病菌的显著特征是对多种抗菌药物的耐药性。在重症治疗中心,由于患者高龄、存在气管插管、气管切开、机械通气、实施放化疗、使用皮质激素、长期应用抗生素及因基础疾病而长期卧床等因素,使得耐药率高的非发酵菌更容易定植而引起医院内感染。

　　不动杆菌是条件致病菌,广泛存在于水、土壤、医院内环境和人体的皮肤表面、结膜、口腔、呼吸道、胃肠道、泌尿生殖道中,可以引起各种感染。近年来,不动杆菌属细菌作为重要的条件致病菌不断受到重视,也是医院内感染的重要病原菌,其常引发下呼吸道感染、菌血症、尿路感染和烧伤患者的伤口感染。鲍曼不动杆菌是医院内不动杆菌属感染的主要菌种，尤其在肺部感染中有重要的致病力。鲍曼不动杆菌对临床常用的几类抗生素广泛耐药，且耐药率呈逐年上升趋势。不动杆菌属的耐药机制是：其细胞膜通透性障碍而对多种抗生素有天然的耐药性；产生质粒或染色体编码的 β-内酰胺酶而对 β-内酰胺类抗生素耐药；对氨基糖苷类抗生素的耐药性可能与其氨基糖苷类修饰酶的基因表达有关；大约 2/3 的鲍曼不动杆菌对喹诺酮类抗生素耐药，这与抗菌药物介导的耐药性基因突变有关。

铜绿假单胞菌即绿脓杆菌，也是临床常见的条件致病菌。在有基础疾病、免疫功能低下或者重症监护、机械通气的患者中容易引起肺部感染。呼吸科的患者应用呼吸机的机会多，气管插管、气管切开等侵入性操作多，导致结构性肺病患者对该菌清除困难。目前铜绿假单胞菌的耐药性日趋严重，已经成为医院内感染及患者反复感染的主要原因，世界范围内尚无一种单药对其有效率在 90% 以上。铜绿假单胞菌的耐药机制是：产生质粒介导和染色体介导的 β-内酰胺酶，水解抗生素的 β-内酰胺环，导致抗生素失效；改变抗生素的作用靶位，逃避抗菌药物的抗菌作用；降低外膜通透性；形成生物膜；主动泵出系统，其中主动泵出系统 MexAB-OprM 是铜绿假单胞菌多重耐药的主要途径；外膜蛋白 D2 缺失等。

嗜麦芽假单胞菌是广谱抗生素大量应用后出现的常见病原菌。它多侵犯危重患者，在 ICU 病房中的检出率高，对多种抗生素有高度的耐药性。其耐药机制为外膜的低渗透性，也是其对

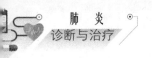

多种抗生素天然耐药的原因,尤其是对 β-内酰胺类抗生素耐药。

## 肺炎的发病原因是什么

　　肺炎的发生取决于两个因素:宿主和病原体。宿主免疫防御系统的作用(如对吸入气体的过滤和湿化、会厌反射和咳嗽反射、支气管纤毛黏液运送系统、体液和细胞免疫功能)使气管、支气管和肺泡组织保持无菌状态。免疫功能受损(如饥饿、寒冷、疲劳、醉酒、昏迷、毒气吸入、低氧血症、肺水肿、尿毒症、营养不良、病毒感染、应用糖皮质激素、建立人工气道、插鼻胃管等)或者进入下呼吸道的细菌、病毒毒力较强或数量较多时,容易发生肺炎。细菌的入侵方式主要是口咽部定植菌的吸入,这是肺炎最重要的发病机制,特别是医院获得性肺炎和革兰阴性杆菌肺炎。另外,吸入空气中的细菌、邻近部位感染蔓延或其他部位经血液播散也能引起肺炎。

## 呼吸道的防御机制是如何防御病原体进入肺部的

　　鼻咽和口咽是呼吸道最先遇到空气中病原体的部位。空气中颗粒的大小决定了颗粒在气道中沉积的部位,气流通过狭窄的鼻孔及弯曲的鼻甲,大颗粒(直径≥10 μm)可沉积在鼻道。由于支气管树的逐级分支,直径为 2~10 μm 的颗粒沉积在外周传导气道,直径为 0.5～2 $\mu$m 的颗粒沉积于终末细支气管和肺泡内,小颗粒(直径≤0.5 $\mu$m)在肺泡弥散作用下沉积于肺泡内或者被呼出。大部分病原微生物的直径为 0.5～2 $\mu$m,多可到达终末细支气管,但是上呼吸道的解剖和机械屏障及表面上皮的体液免疫可以防止病原微生物的进入。鼻黏膜的纤毛细胞和黏液构成了黏液-纤毛屏障,防止病原体沉积在上皮表面。微生物可以被鼻咽部机械性地排除,或者通过吞咽到胃部被清除。各种功能不良会减弱病原微生物的清除,导致上下呼吸道的反复感染。

参与口咽部机械性清除病原微生物的机制包括:上皮表面的唾液流动、上皮细胞的脱落和再生、天然的细菌和上皮细胞黏附位点类似物的存在、局部体液免疫反应如免疫球蛋白 A、免疫球蛋白 G 及补体、黏膜 pH 的改变以及病原微生物与正常菌群的竞争等。口咽部的黏膜是鳞状上皮,有许多需氧菌和厌氧菌定植,但少有革兰阴性菌定植。当健康宿主暴露于这些有侵袭力的病原菌时,病原菌在暴露的 6 小时内被清除。有基础疾病的患者革兰阴性菌的定植率高达 60%,并与基础疾病的严重程度密切相关。住院可显著增加病原菌的定植,30%～40%的普通患者在入院 48 小时内即有革兰阴性菌的定植,危重患者可达 70%～75%,病原菌的高定植率与以后的下呼吸道感染相关。病原菌定植的第一步是黏附,宿主呼吸道上皮黏附特性的改变促进了病原菌的定植。纤维连接蛋白是一种高分子蛋白,是唾液的主要成分,可以抑制革兰阴性杆菌黏附于口咽部上皮细胞表面的受体,在严重的疾病状态、早期抗生素的应用、胃液反流、大手术、昏迷、慢性阻塞性肺疾病、粒细胞减少、酸中毒及应激等情况下,全身的防御机制受到伤害,局部气道防御功能受到影响,唾液中的蛋白水解酶活性增高,清除上皮细胞表面的纤维连接蛋白,使其受体暴露,病原菌特别是革兰阴性菌极其容易黏附并定植于上皮细胞。体液免疫系统在清除上呼吸道的潜在病原体上也起到重要的作用。免疫球蛋白 A 在呼吸道的黏膜环境中表现为特异的抗病原体感染能力,分泌性的免疫球蛋白 A 可以结合病原体,抑制其与宿主上皮细胞的相互作用和侵袭。选择性的免疫球蛋白 A 缺乏是反复呼吸道感染的危险因素,免疫球蛋白 A 的缺乏与黏膜的高黏附性有关。某些革兰阴性杆菌如铜绿假单胞菌、大肠埃希菌、沙雷菌、变形菌、肺炎克雷白菌等都可以破坏免疫球蛋白 A。

下呼吸道的防御机制也包括解剖和机械屏障、体液免疫、细胞免疫等方面。声门的结构、功能和咳嗽反射是防御口咽部细菌吸入的主要机制。这些防御功能使下呼吸道保持无菌状态,任何一个机制出现问题,都可能使下呼吸道暴露于潜在的感染危险中。黏液-纤毛系统在维持大的传导气道无菌状态中起重要的作用。次一级呼吸系统的基本组成包括支气管、气管的纤毛上皮细胞及其表面的黏液层。每个纤毛上皮细胞上约有 200根纤毛,1 cm² 上皮上有 15~20 亿根纤毛,其长度为 6~7 $\mu$m,纤毛的顶端有黏液层,厚约 5 $\mu$m,纤毛的波浪形摆动使黏液层向中央气道移动,并通过咳嗽将病原体排出呼吸道。纤毛的功能或结构发生缺陷将导致宿主的清除能力下降,引起反复的呼吸道感染。纤毛功能的获得性缺陷可能是感染或中毒的结果:支原体或病毒均能损伤纤毛;某些细菌如流感嗜血杆菌可产生损伤纤毛的物质;暴露于有害物质或有毒气体环境中,同样能损害纤毛。气道黏液成分的异常也能导致感染的发生。干燥的环境能损害黏液层,所以,如果纤毛的功能、结构或气管黏液的成分发生了变化,导致下气道的病原菌清除能力下降,也能导致下呼吸道感染的发生。

在肺的终末部分,肺泡对入侵的病原体有如下防御功能:表面活性物质提高肺泡巨噬细胞的吞噬和杀菌作用;肺泡内层液体中的游离脂肪酸、溶菌酶和铁结合蛋白具有杀菌作用。肺泡巨噬细胞在保持终末呼吸性支气管的无菌状态中有重要作用,对日常暴露的诸如终末支气管的细菌起到平衡作用,当病原体负荷过多或毒力较强而引发炎症反应的时候,巨噬细胞开始吞噬细菌。肺泡巨噬细胞是有效的吞噬细胞,可以清除数量为 $10^5$ 以下的金黄色葡萄球菌;如果更多的病原体进入肺泡,或者病原菌是革兰阴性菌等毒力更强的细菌,就会发生炎症反应,刺激巨噬细胞分泌肿瘤坏死因子、白介素等,募集中性粒细胞进入肺泡清除细菌。细菌数量为 $10^5 \sim 10^6$ 时,可以被宿主的正常免疫机制清除,但是当细菌的数量大于 $10^7$ 时,细菌就能破坏宿主的正常防御功能,引起呼吸道感染。

## 细菌进入呼吸道的途径如何

(1) 定植于口咽部细菌的误吸:口咽部定植菌的误吸,是肺炎尤其是医院获得性肺炎的主要发病原因。50%～70%的健康

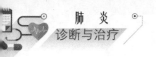

人在睡眠时有口咽部分泌物误吸进入下呼吸道的现象,在危重患者中,误吸更是普遍存在。吞咽和咳嗽反射减弱或消失,如老年人、意识障碍者、食管疾病患者、气管插管者、插鼻胃管者、胃排空延迟者及胃张力降低者更容易发生误吸。定植在口咽部的病原菌经过误吸进入肺内,如果同时肺部的防御机制减弱,不能有效地清除病原菌,则导致病原菌在肺内的定植繁衍引起感染。接受机械通气的患者,口咽部的定植菌是并发肺部感染的主要病原菌来源之一。机械通气时,气管插管直接损伤咽部,削弱纤毛系统的清除能力,抑制咳嗽反射,并使气道的自然防御功能破坏,容易出现口咽部细菌的定植,尤其是革兰阴性菌的定植概率明显增加,而且细菌更容易进入下呼吸道。此外,机械通气患者的声门分泌物积聚在导管气囊周围,容易形成细菌的聚集,导致下呼吸道的感染。

(2)胃十二指肠定植菌的反流和肺吸入:有研究证实,定植于下呼吸道的革兰阴性菌20%～40%来源于胃,其可能的机制是治疗过程中,由于病情发展和治疗措施的干预使患者胃内 pH 升高,与病原菌胃定植率及移行有关。通常胃液的 pH 为1.0,胃液中的盐酸可以杀死随食物进入胃内的细菌,使胃内保持无菌状态。胃酸浓度下降,如应用抗酸剂和 $H_2$ 受体阻滞剂、老年人、酗酒者、患有胃肠疾病者、营养不良和接受鼻饲的患者,均可能出现胃液的 pH 高于正常,削弱其对进入胃内细菌的杀灭作用,使胃内细菌尤其是革兰阴性菌的定植增加。当胃液的 pH 高于4.0时,细菌的检出率为59%,其中70%可能发展为肺炎;pH 小于4.0时,细菌的检出率仅为14%。定植于胃内的细菌引起肺炎的机制可能是胃液的误吸,也可能是细菌逆向定植于口咽部,进而吸入肺内引起肺炎。约有60%的胃液反流是食管括约肌力学的缺陷导致,在危重患者和老年人中尤为明显,加上放置鼻胃管,影响了食管下段括约肌的关闭或持久的松弛,更容易引起反流,致使胃内的细菌经口咽部进入下呼吸道引起肺部的感染。

(3) 细菌生物被膜形成:生物被膜是细菌黏附于生物材料和病变组织表面后,通过分泌藻酸盐将自身相互黏附而形成的膜状物,是由藻酸盐多糖基质、嵌在基质中的菌落及水通道组成的一个立体结构。藻酸盐是生物被膜的主要物质,是细菌的生存环境,可保护细菌免受抗生素的杀灭和免疫攻击。水通道是生物被膜中的交通网络,通过液体的流动运送营养物质和代谢产物,是细菌为了适应环境而采取的一种生存方式。细菌的生物被膜常发生于呼吸道,称为呼吸道生物被膜病。机械通气的患者气管导管表面常有生物被膜的存在。气管导管表面的细菌大多来源于口咽部或者胃肠定植菌和外界病原体的直接接种。机械通气时,气管导管内气体和液体的流动、吸痰时的摩擦导致细菌生物被膜的移动、堆积、脱落,都可引起细菌进入下呼吸道形成感染。

另外,生物被膜中的藻酸盐可以引起免疫损伤,它具有较强的抗原性,可以使肺组织发生炎症反应。炎症反应时,炎性细胞浸润并释放大量炎症介质,对肺组织造成损伤;藻酸盐在宿主的体内形成免疫复合物,与中性粒细胞作用后沉积于气道或肺组织,诱使淋巴细胞浸润在小气道及小血管周围,对肺组织有破坏作用;藻酸盐还能够通过阻碍吞噬细胞上的 $C_3$ 受体与细菌表面

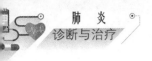

$C_3$ 结合,抑制吞噬细胞向细菌趋化,使其无法完成吞噬细菌的作用,减弱了机体对细菌的清除能力。

(4) 空气吸入:病毒、非典型病原体、真菌和结核分枝杆菌所导致的肺炎可以通过空气中的飞沫或尘粒直接到达下呼吸道,当病原菌的数量、毒力超过了宿主的清除能力时,病原菌就会在肺内定植繁衍,引起肺炎。氧气湿化瓶水污染是引起医院内肺炎的危险因素。

(5) 血流播散:致病菌可以从远处的感染部位经过血液进入下呼吸道和肺脏,引起肺炎,这种情况比较少见。

(6) 其他途径:①直接接触传播。患者与患者之间、患者与医护人员之间的接触传播。病房内的致病菌多、浓度高,如果医护人员的无菌操作技术不规范、感染控制措施执行不严格、病房空气消毒不彻底,就容易造成外源性的医院内感染;②间接接触传播。致病菌通过呼吸机管道内冷凝水、湿化器、被污染的吸痰管、气道湿化液、气管导管外呼吸道分泌物及侵袭性的检查等直接进入下呼吸道和肺部而引起肺部感染。

## 中医学对肺炎的认识如何

中医学认为肺炎主要是由正气不足和外邪侵袭两方面因素造成的。正气不足是发病的内因,尤其是小儿或老年人,体弱亏虚,卫外之力不足,导致风热、风温邪气内袭入肺或者外感风寒之邪入里化热。热壅于肺,导致肺气壅闭,熬津为痰,痰阻于气道而见咳嗽、咳痰;邪气阻滞肺络而见胸痛;邪热灼伤肺络而见咯血。其病位主要在肺,但是也可累及于脾,甚则侵及于心、肝两脏。中医学认为"风邪上受,首先犯肺",初期病在肺卫,如果邪气日盛入里,内传于营血,则可能逆传心包,进而引起心失所养,心阳不足,真阴匮竭,阳气虚脱,或者邪热伤阴耗津,导致气阴两伤等。中医学中肺炎证型如下。

(1)风寒犯肺:恶寒明显,发热不甚,无汗,周身酸痛,咳嗽,痰白清稀,苔薄白或厚腻,脉浮紧。

(2)风热犯肺:恶寒不甚或无,发热明显,咳嗽,痰黄或白而黏稠,可伴有喉痛,口渴,舌红苔薄黄,脉浮数。

(3)痰热壅肺:发热,咳嗽气促,咳痰黄稠或咳痰不爽,甚则伴有胸痛,舌红苔黄燥或腻。

(4)痰浊阻肺:发热,痰白黏难咳,可伴有气促,苔白滑,脉弦滑。

(5)燥热犯肺:发热,咳痰不爽,胸痛,口干舌燥,舌红苔黄,脉数。

(6)热闭心包:发热,咳嗽痰黄,气促,甚则神志不清,舌红绛少苔,脉弦数或细数。

(7)气阴两虚:发热或低热,干咳或痰少而黏,神疲乏力,舌红少苔,脉细弱;或食欲不佳,气促,动则尤甚,面色无华,畏风,舌淡苔白,脉细而无力。

(8)邪陷正脱:呼吸急促,面色苍白,大汗,四肢厥冷,烦躁不安,神志模糊,舌淡,脉细微。

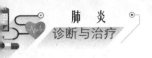

## 中医学对肺炎病因的认识如何

中医学中把对人体有损害作用的外部致病因素称为邪气；人体自身的抗病能力，包括对外邪的抵御能力、对损害的修复能力称为正气。疾病的发生、发展取决于正气与邪气的盛衰及两者之间的相互作用。中医学认为肺炎的病因主要有如下几类。

(1) 风邪：风为春令之主气，但四季均有，正常情况下称为风气。风气失常则可趁人体虚弱而致病，称为风邪。风邪属阳，具有升发、向上、主动的特点，所以风邪袭人容易侵袭人体头面、肺卫、肌表。呼吸系统疾病因风邪而起的不在少数，临床表现为头痛、鼻塞流涕、咽喉肿痛、恶风、汗出、发热等。另外，"风为百病之长"，易与寒、热、湿等邪气相合致病。风寒犯表则症见恶寒发热、无汗、头身疼痛、咳嗽、痰白清稀、脉紧、苔白等；风热犯肺则症见发热、有汗、口渴、咽喉肿痛、咳嗽、痰稠、脉数、苔黄等。

(2) 寒邪：寒邪有内外之分。外寒是冬令主气，太过或者非时侵袭人体而致病称为寒邪；内寒是指人体阳气不足，失去其温煦机体作用的病理状态，内寒之人容易感受外寒。寒邪具有收引、凝滞、伤害人体阳气的特点。外寒袭表，卫阳被郁，症见恶寒、咳嗽、无汗、痰白清稀、头身疼痛、脉紧、苔白。

(3) 湿邪：湿为长夏之主气，正常时称为湿气。湿气太过则容易侵袭人体而致病，称为湿邪。湿邪致病常见于长夏之季，但天雨久阴或久居湿地也容易感受湿邪。湿邪性重黏滞，容易阻滞气机、阻遏脾阳。在呼吸系统疾病中,湿邪的表现为胸部满闷、痰黏多而难咳、舌苔白腻等。

(4)热邪:热为夏令之主气,正常时称为热气。热气太过或非时之热侵袭人体而致病称为热邪。热邪之性燔灼,容易伤害人体津液。热邪致病症见发热、口干多饮、尿黄便秘、少气懒言等症状。

(5)风温和温毒疠气:这是一种"非风、非寒、非热、非湿"的异气,具有明显的传染性、季节性和地域性,多见于冬春季节。此种邪气引起呼吸系统疾病时的表现为:初期,邪气侵袭肺卫,肺气不宣,可见发热或恶风、咳嗽、头身疼痛等表证,如邪气不解,则入里化热;如果与湿气结合,可见胸腹灼热、肢体困倦或高热不退、舌红苔白厚;疾病进一步发展可见高热、咳嗽、气喘、胸痛,甚则咯血等症状;如果正不胜邪或邪热过盛,热毒内炽,可见心烦、神昏谵语;治疗不及时,则可出现阴竭阳脱的危候。

(6)秋燥:燥是秋令之主气,正常时称为燥气。燥气太过则可侵袭人体而致病,称为燥邪,秋令生病多为燥邪致病。燥邪为病容易耗伤人体的津液,表现为皮肤干涩、口鼻干燥、干咳痰少或痰黏难咳或痰中带血、尿少、大便干结、舌红少津。

(7)痰饮:痰饮是因病而形成的病理产物,是一种继发性的致病因素。中医学认为"脾为生痰之源,肺为贮痰之器",痰饮的成因主要系体内水液代谢失常所致。肺、脾、肾三脏是人体水液代谢的主要脏器。外感六淫、内伤七情、饮食失宜、劳倦太过均可以损伤肺、脾、肾三脏的生理功能,进而产生痰饮。

(8)瘀血:瘀血是指脉道不畅、血流瘀滞,多系内外致病因素

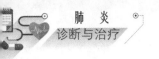

影响到血液正常运行之后导致的改变。肺主气,朝百脉,肺脏功能的正常是保证正气正常运行的关键,正气运行不畅或正气不足,则血的运行也不流畅,因此肺病与瘀血的产生密切相关。

## 中医学对肺病如何辨证治疗

### 1. 肺气虚证

临床表现:咳嗽无力,气短而喘,动则尤甚,面色淡白,神疲乏力,痰液清稀,声低音怯;或自汗畏风,易于感冒,舌淡苔白,脉虚弱。一般起病较缓,病程较长,多有久病咳喘史。

治则:补肺益气。

代表方剂:补肺汤。方中人参补元气,黄芪补脾益气,两药合用,有培土生金之意。熟地补肺阴,滋肾阴,金水相生,以防子盗母气,为臣药。桑白皮甘寒泄肺,降气消痰;紫菀辛温润肺,化痰止咳;五味子酸温而润,敛肺滋肾,清肺而不伤气,化痰而不劫阴。数药合用,共奏补肺滋肾、化痰止咳之功。

### 2. 肺阳虚证

临床表现:咳喘少气,气短息微,动则益甚,咳吐涎沫,质清稀而量多,形寒肢冷,自汗,面白神疲,背寒,口不渴,易感冒,甚则头面四肢水肿,舌质淡胖,苔白滑润,脉迟缓或迟弦。

治则:温肺化饮。

代表方剂:苓甘五味姜辛汤。方中以干姜为君,取其辛热之性,主入脾肺,善化寒饮,既温肺散寒化饮,又温运脾阳以祛湿。

细辛为臣,以之辛散温肺散寒,助干姜散凝聚之饮;以茯苓之甘淡,健脾渗湿,化既聚之痰,杜生痰之源。佐以五味子敛肺气而止咳,与细辛相伍,一散一收,散不伤正,收不留邪。使以甘草和中,调和诸药。

**3. 肺阴虚证**

临床表现:咳嗽无痰或痰少而黏,五心烦热,甚则午后潮热,口咽干燥,不寐,形体消瘦,盗汗,颧红,甚则痰中带血,声音嘶哑。舌红少津,脉细数。

治则:滋阴润肺,止咳化痰。

代表方剂:沙参麦冬汤加减。本方有甘寒养阴、润燥生津之功。药用沙参、麦冬、花粉、玉竹、百合滋养肺阴;桑叶清散肺热;扁豆、甘草甘缓和中。可加川贝母、甜杏仁润肺化痰;桑白皮、地骨皮清肺泻火。如喘而气促者加五味子、诃子以敛肺气;潮热者加功劳叶、银柴胡、青蒿、鳖甲、胡黄连以清虚热;盗汗者加乌梅、瘪桃干、浮小麦收敛止涩;咳吐黄痰者加海蛤粉、知母、黄芩清热化痰;痰中带血者加丹皮、山栀、藕节清热止血。

**4. 肺热内盛证**

临床表现:发热,口渴,咳嗽,痰稠色黄,气喘息促,烦渴欲饮,烦躁不安,汗出,或胸闷胸痛,咽喉红肿疼痛,甚则鼻扇气灼,咯血,或咳吐脓血腥臭之痰,大便秘结,小便短赤。舌质红,苔黄或黄腻或黄燥,脉滑数。

治则:清热解毒,宣肺化痰。

代表方剂:麻杏石甘汤。方中麻黄辛温,宣肺平喘;石膏辛寒,清泄肺热。麻黄得石膏寒凉之制,功专于宣肺平喘,而不在

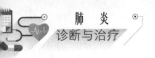

解表发汗;石膏得麻黄,功长于清泄肺热。可根据肺气郁滞及邪热之轻重程度,调节两药比例。方中用杏仁降肺气,以助麻黄止咳平喘;甘草生津止咳,调和诸药。

5.肝火犯肺证

临床表现:胸胁灼痛,急躁易怒,咳嗽阵作,或呈呛咳、干咳无痰,或痰黏量少色黄,或痰带血丝,头晕目赤,烦热,口干口苦,甚则咳吐鲜血,大便干结,小便黄赤,症状可随情绪波动增减。舌质红,苔薄黄,脉弦数。

治则:清肝火,泻肺热。

代表方剂:黛蛤散合黄芩泻白散。方中青黛、海蛤壳清肝化痰;黄芩、桑白皮、地骨皮清泻肺热、化痰止咳;粳米、甘草和中养胃,泻肺而不伤胃。全方标本兼顾,补泻兼施。还可酌加山栀、丹皮清肝泻火;苏子、竹茹、枇杷叶化痰降气。胸闷气逆者,加葶苈子、瓜蒌、旋覆花利气降逆;胸痛者配郁金、丝瓜络理气和络;痰黏难咳者加海浮石、贝母、冬瓜仁清热豁痰;火郁伤津、咽燥口干、咳嗽日久不减者,酌加北沙参、百合、麦冬、天花粉、诃子养阴生津敛肺。

6.水寒射肺证

临床表现:咳嗽气喘,咳痰清稀量多,形寒肢冷,小便不利,甚则下肢水肿,面色苍白或晦暗,头晕目眩,甚则胸满息促,不能平卧,面目水肿,神疲乏力,气短,自汗,食少腹胀,大便溏薄,腰膝酸软。舌淡胖,苔白腻,脉濡缓或滑。

治则:温阳利水,泻肺平喘。

代表方剂:真武汤合葶苈大枣泻肺汤。真武汤温阳利水,以附子之辛热温肾暖土;以茯苓之甘淡渗利健脾渗湿;佐以白术燥湿健脾;生姜辛温,助附子温阳祛寒。葶苈大枣泻肺汤泻肺除壅,还可加泽兰、益母草、桂枝活血行水。诸药相伍,温中有散,利中有化,脾肾双补,阴水得制,故为脾肾阳虚、寒水为病的有效之剂。

7. **阴虚肺燥证**

临床表现:咽干口燥,干咳无痰,或痰少而黏,喉痒鼻燥,发音嘶哑,虚烦少寐,潮热盗汗,手足心热,面赤颧红,咯血,或痰中带血,形体消瘦。舌质红,少苔少津,脉细数。

治则:滋阴清热,润肺生津。

代表方剂:百合固金汤。方中百合润肺止咳;生地、熟地、玄参滋补肺阴,壮水清热;麦冬、贝母清热润肺化痰;芍药、当归养阴和血平肝;桔梗化痰利咽清肺;甘草协调诸药。全方共奏养阴清热、润肺化痰之功。

8. **肾不纳气证**

临床表现:喘息气短,气不接续,呼多吸少,咳嗽无力,动则喘息尤甚,气喘严重者张口抬肩,声音低怯,自汗乏力,腰膝酸软,肢冷,遗尿,或颜面水肿,小便不利,或面色晦暗。舌质淡,脉虚弱。

治则:补肾纳气。

代表方剂:金匮肾气丸合参蛤散。前方温补肾阳,后方纳气归肾,可酌加仙茅、淫羊藿、紫石英、沉香等温肾纳气平喘。若见咳喘、口咽干燥、颧红唇赤、舌红少苔、脉细或细数则为肾阴虚,可用七味都气丸合生脉散以滋阴纳气。如兼标实,痰浊阻肺、喘咳痰多、气急胸闷、苔腻,此为"上实下虚"之候,治宜化痰降逆、

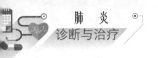
温肾纳气,用苏子降气汤。肾虚喘促,多兼血瘀,如见面、唇、爪甲及舌质黯,舌下青筋显露等,可酌加桃仁、红花、川芎活血化瘀。

**9. 寒痰阻肺证**

临床表现:咳嗽气喘,咳痰色白而清稀,遇冷则甚,胸膈满闷,畏寒肢冷。舌苔白滑,脉沉迟等。

治则:温肺化痰,燥湿止咳。

代表方剂:二陈汤合三子养亲汤加减。方中干姜、细辛温肺化痰;半夏、茯苓燥湿化痰;陈皮、甘草理气和中;白芥子、苏子、莱菔子降气化痰止咳。久病脾虚,神倦,酌加党参、白术益气健脾。

**10. 痰瘀阻肺证**

临床表现:咳嗽气喘,咳痰,胸闷胸痛,食少,脘痞,唇紫。舌质紫暗,舌下静脉曲张,脉或滑或涩或弦。

治则:燥湿化痰,化瘀止咳。

代表方剂:二陈汤合血府逐瘀汤。二陈汤以半夏为君,取其辛温性燥,既能燥湿化痰,又能降逆和胃;陈皮为臣,燥湿化痰;佐以茯苓健脾渗湿,使湿去脾旺,痰无由生;以甘草为使,调和诸药。血府逐瘀汤主治瘀血内阻于胸,方中当归、赤芍、川芎、丹参活血化瘀,桔梗、川贝止咳化痰,诸药合用燥湿化痰、化瘀止咳。

**11. 风寒犯肺证**

临床表现:咽痒,咳嗽声重,气急,咳痰清稀、色白,头痛,鼻塞,喷嚏,流清涕,恶寒,发热,无汗。舌苔薄白,脉浮等。

治则:疏风散寒,宣肺止咳。

代表方剂:三拗汤合止咳散。方中麻黄发汗解表以散风寒,宣肺利气以平喘咳,为君药;荆芥疏风散寒,杏仁宣肺降气共为臣药;紫菀、白前、百部、陈皮理肺祛痰为佐药;桔梗、甘草利咽止咳为使药。数药合用,共奏疏风散寒、宣肺止咳之功。

12. **燥邪犯肺证**

临床表现:干咳无痰,痰黏不易咳出,或咳痰带血,咽喉疼痛,口鼻干燥,初起可伴有鼻塞、头痛、微寒身热等表证。舌质干红少津,脉细数。

治则:疏风清肺,润燥止咳。

代表方剂:桑杏汤。本方主治温燥外袭、肺津受灼之证。方中桑叶清宣燥热,杏仁宣肺利气、润燥止咳,共为君药;淡豆豉辛凉解表,助桑、杏宣肺,浙贝母止咳化痰,沙参生津润燥止咳,同为臣药;山栀清泄上焦肺热,梨皮清热润燥,为佐使药。诸药合用,共奏疏风清肺、润燥止咳之功。另有凉燥证,乃燥证与风寒并见,表现为干咳少痰或无痰,咽干鼻燥,兼有恶寒发热、头痛无汗、舌苔薄白而干等症,用药当以温而不燥、润而不凉为原则,方用杏苏散酌加紫菀、款冬、百部等以温润止咳,若恶寒、无汗,可配荆芥、防风以散寒解表。

13. **痰热壅肺证**

临床表现:发热,咳嗽,胸膈满闷,咳黄稠痰或痰中带血,甚则呼吸迫促,胸胁作痛,面赤,或有身热,口干而黏欲饮。舌红,苔黄腻,脉滑数等。

治则:清热化痰肃肺。

代表方剂:清金化痰汤。本方为痰热壅肺之证而设,方中黄

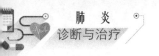

芩、山栀、知母、桑白皮清泄肺热;茯苓、贝母、瓜蒌子、橘红、甘草化痰止咳;麦冬养阴润肺以宁嗽。诸药合用,共奏清热化痰肃肺之功。

14.肺肾阴虚证

临床表现:咳嗽痰少,或痰中带血,口燥咽干,声音嘶哑,腰膝酸软,或见骨蒸潮热,盗汗颧红,形体消瘦,或见五心烦热,眩晕,耳鸣,少寐,男子遗精,女子闭经或月经量较少。舌红少苔,脉细数。

治则:滋肾养肺。

代表方剂:七味都气丸。肺肾阴虚之咳,证虽见于上而病实与上下相关。盖肺为水之上源,必赖肾之水精上行输布,始能保持其清肃下行之常。肾水不能上滋,气逆而咳喘,则肺肾俱虚、上下同病。治此,当滋肾纳气,用都气丸。本方取六味地黄丸壮水之主以上润肺金,加五味子摄纳肾气,以利肺之清肃。

# 诊断肺炎需要做的一些检查

## 血气分析有什么意义

血气分析对于判断呼吸功能和酸碱失衡的类型、指导临床治疗、判断预后有非常重要的意义。

1. **判断呼吸功能**

● Ⅰ型呼吸衰竭:在海平面平静呼吸空气的条件下二氧化碳分压正常或者下降,氧分压<60 mmHg。

● Ⅱ型呼吸衰竭:在海平面平静呼吸空气的条件下二氧化碳分压>50 mmHg,氧分压<60 mmHg。吸氧条件下,氧合指数($PaO_2/FiO_2$)<300 mmHg(限于鼻导管吸氧),提示呼吸衰竭。

▲ 常用指标有三个。①氧分压($PaO_2$):正常值为 80~100 mmHg,随着年龄的增长而下降,预计 $PaO_2$(mmHg)=106−0.14×年龄(岁);②血氧饱和度($SaO_2$):正常范围为95%~99%;③肺泡气-动脉血氧分压差($P_AaO_2$):反映肺的换气功能,正常人不超过 20 mmHg,$P_AaO_2$ 增高则表示换气功能障碍,提示可能为通气血流比例失衡,使弥散降低,肺内分流。

2. **判断酸碱失衡**

常用指标如下。①pH:表示体液内氢离子浓度的指标,正常值为 7.35~7.45,pH<7.35 为失代偿性酸中毒,pH>7.45 为失

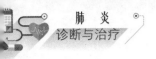

代偿性碱中毒。②动脉血二氧化碳分压（$PaCO_2$）：正常值为35～45 mmHg，$PaCO_2$＜35 mmHg为呼吸性碱中毒或代谢性酸中毒的呼吸代偿，$PaCO_2$＞45 mmHg为呼吸性酸中毒或代谢性碱中毒的呼吸代偿。③碳酸氢盐：反映机体酸碱代谢的指标，包括实际碳酸氢盐（AB）和标准碳酸氢盐（standard bicarbonate，SB）。AB正常值为22～27 mmol/L，AB＜22 mmol/L见于代谢性酸中毒或呼吸性碱中毒时肾代偿，AB＞27 mmol/L见于代谢性碱中毒或呼吸性酸中毒时肾代偿。正常情况下AB＝SB，AB增大＞SB增大见于代谢性碱中毒或呼吸性酸中毒代偿；AB减小＜SB减小见于代谢性酸中毒或呼吸性碱中毒代偿。④缓冲碱（BB）：正常值为45～55 mmol/L，代谢性酸中毒时BB减少，代谢性碱中毒时BB升高。⑤碱剩余（base excess，BE）：正常范围为±3 mmol/L，是反映代谢的指标，BE负值增加提示代谢性酸中毒，BE正值增加提示代谢性碱中毒。⑥阴离子间隙（anion gap，AG）：正常范围是8～16 mmol/L，AG＞16 mmol/L提示存在代谢性酸中毒，也见于脱水、应用大量含钠盐的药物、低钾血症、低钙血症、低镁血症，AG降低对诊断酸碱失衡的意义不大。

## 什么是肺功能检查

肺功能检查是临床上胸肺疾病及呼吸生理检查的重要内容，对于发现呼吸系统的疾病、鉴别呼吸困难的原因、判断气道阻塞的位置、评价治疗的方法、评估病情的严重程度及预后、评估外科手术耐受力及术后的并发症、重症患者的监护有重要的临床意义。它主要包括：肺容量测定、肺通气功能测定、气道反应性测定、气道阻力测定、肺换气功能测定、肺弥散功能测定等。

## 纤维支气管镜检查的适应证有哪些

　　原因不明的咯血或者痰中带血；原因不明的咳嗽，难以用吸烟、气管炎解释；或者原有咳嗽的性质发生了变化；支气管阻塞表现为局限性肺气肿、局限性干啰音或者哮鸣音、阻塞性肺不张或肺炎；临床表现或 X 线检查怀疑肺癌者；痰细胞学检查阳性而肺内未找到病变者；原因不明的喉返神经麻痹或膈神经麻痹者；诊断不明的支气管、肺部疾病或者弥漫性肺部疾病者；协助选择性支气管造影者。该检查可以吸出气管中的分泌物，治疗肺不张、咯血，引流肺脓肿或者了解病变范围，确定外科手术方式，评价治疗效果等。

## 纤维支气管镜检查的禁忌证有哪些

　　不宜进行纤维支气管镜检查的情况有以下几种：身体情况差、体质衰弱不能耐受支气管镜检查者；精神不正常、不能配合检查者；有慢性心血管疾病如心肌梗死、严重心律失常、严重心

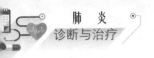

功能不全、高血压、检查前血压高于 160/100 mmHg、动脉瘤等；麻醉药过敏而不能用其他药物代替者；有严重出血倾向及凝血功能障碍者。慢性呼吸系统疾病伴有严重呼吸功能不全者可在吸氧或机械通气下进行检查；呼吸道有急性化脓性炎症伴有高热、急性哮喘发作和咯血者，可以在病情稳定后进行检查。

## 纤维支气管镜检查的并发症如何处理

(1) 麻醉药物过敏或过量：临床表现为胸闷，气短，呼吸困难，心悸，面色苍白，血压下降，心律失常，虚弱无力，视物模糊，麻木，四肢抽搐，肌肉震颤及气管痉挛等。严重过敏或出现不良反应者应立即对症处理，如使用血管活性药物、抗抽搐药、心肺复苏及气管切开等。

(2) 低氧血症：进行纤维支气管镜检查时，可能出现低氧血症，引起心脑血管的并发症，要尽可能地缩短检查时间。有心肺功能障碍的患者要进行心电图和血氧饱和度的监测，肺功能差的患者要避免使用镇静药，检查期间应吸氧。

(3) 出血：是常见的并发症之一，少量的出血可自行停止或者用肾上腺素经生理盐水稀释后局部灌注以止血，如果出血量大于 50 ml，要积极处理。

(4) 心律失常：主要表现为窦性心动过速、室性期前收缩(室早)、室上性心动过速(室上速)、房性期前收缩(房早)，甚至心搏骤停，可停止检查或采取急救等措施。

（5）气胸：纤维支气管镜肺活检术的时候可能并发气胸，要在肺活检术后1小时进行检查，及时排除气胸的可能。

（6）感染和发热：术后出现发热，要及时进行血常规检查，必要时行X线检查，给予抗生素治疗。

（7）严重气管痉挛：多见于哮喘急性发作者，应立即拔出气管镜停止检查，按照哮喘急性发作处理。

（8）喉痉挛或喉头水肿：多见于麻醉不充分、插管不顺利者，拔出气管镜后症状可以缓解，严重者给予吸氧或应用抗组胺药、糖皮质激素等治疗。

## 胸部 X 线检查有什么意义

胸部X线检查是呼吸系统疾病重要的首选检查方法，是胸部疾病早期诊断、早期发现、随访观察必不可少的手段。患者接受的放射线剂量低，检查较为安全经济。主要有如下的作用：明确肺部有无病变；评价肺脏受累的程度与特征；根据胸部X线片的变化了解病变的速度；结合临床资料进行尽可能地鉴别诊断；辅助选择创伤性的检查方法；了解治疗效果。

## 什么是普通 CT

与常规 X 线胸片相比，CT 检查具有密度分辨率高、横面成

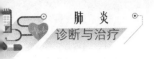
像、无前后结构重叠等优点,并且可以显示隐蔽部位的病变,尤其在发现小的病变及早期癌症方面比 X 线检查敏感,对于全面观察胸部病变有重要的意义。适应证:X 线胸片发现的病变需进一步定性或定位者;常规 X 线检查阴性但临床高度怀疑肺部病变者;在 CT 引导下经皮肺穿刺。

## 什么是增强 CT

增强 CT 是向血管内输入碘造影剂后再行 CT 扫描的检查方法,其目的是通过提高病变组织与相邻结构的密度差,以显示平扫 CT 未能显示或者显示不清的病变,通过病变组织有无强化及强化的形式来对病变做出诊断。适应证:了解病变部位的血供情况,鉴别血管性及非血管性的病变;对鉴别困难的良、恶性病变,对照增强前后的变化加以辨别;区别肺门增大的原因;辨别纵隔病变与心脏大血管关系。禁忌患者:对碘造影剂过敏者;严重的肝肾功能损害者;重症甲状腺疾病者。

## 什么是高分辨率 CT

高分辨率 CT 是诊断支气管扩张的金标准。通常采用薄层、骨数字重建和缩小视野增加清晰度,使高分辨率 CT 更加清晰地显示肺组织的细微结构。适应证:有明显呼吸道症状(如不能解释的呼吸困难、咯血等)而 X 线胸片检查正常者;结节定性分析,尤其是肺部孤立性结节的定性分析,观察结节边缘的细微结构及其密度等;弥漫性肺部疾病的诊断和鉴别诊断。

## 肺炎病原学实验室诊断方法有哪些

(1)常规痰涂片染色或细菌培养:留取患者咳出的痰做涂片镜检和培养是诊断细菌性肺炎最常用的方法。但咳出的痰可能被口咽部的定植菌污染导致病原学诊断的敏感性不高,气管插管或气管切开的患者可以取经气管吸引的痰进行痰培养,但特异性仅有 14%。痰液标本先经过镜检筛选,再对符合要求的标本进行培养,或者对痰液标本先做洗涤等处理再培养,则病原学诊断的确诊率可达 50%。

(2)保护性毛刷和支气管肺泡灌洗:经支气管镜行保护性毛刷取样或炎症部位的支气管肺泡灌洗,将取得的标本进行细菌培养可提高病原学诊断的准确性。但是此种检查具有创伤性,可能引起低氧血症、心律失常、出血等并发症,对有严重心肺功能不全或凝血功能障碍的患者要慎重采用。

(3)肺炎标志物的检测:患者分泌物中的弹性蛋白纤维对坏死性肺炎的诊断敏感性为 52%,特异性为 100%,其阳性率的发生早于 X 线胸片出现肺部浸润影;抗染色体技术对细菌性肺炎的诊断敏感性为 73%,特异性为 98%。上述检查尤其适用于使用过多种抗生素、细菌培养阴性的医院获得性肺炎患者。

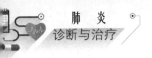

（4）免疫诊断技术：是近年来发展较快的诊断方法。特异抗体诊断法是根据机体对病原菌产生特异抗体的特点，用免疫技术检测出机体对某种病原菌产生的特异抗体来确定病原菌的方法，其缺点是不能用于早期诊断，也不适用于免疫功能低下的患者。

（5）微生物抗原检查法：采用对应的抗体或者其他技术检测特异性微生物的抗原物质来确定病原菌。此方法适用于早期诊断。

（6）细菌毒素及其代谢物的检查法：如补体结合试验、免疫荧光试验、直接凝集或沉淀试验等。

## 什么是 G 试验

G 试验是检测真菌细胞壁的成分 1，3-β-D-葡聚糖（BDG）。BDG 存在于各种真菌的细胞壁上，包括酵母菌、霉菌、肺孢子菌等，但是毛霉菌、新型隐球菌的细胞壁不含有 BDG 或者含量极低。病毒和人体的细胞上不含 BDG。BDG 以溶解的形态或者微粒形态存在，可以阻断吞噬细胞上的 BDG 受体，抑制吞噬细胞的吞噬作用，从而造成真菌的感染。定植在口腔、泌尿道、支气管的真菌极少释放 BDG 进入血液，所以血清中的 BDG 检测有助于鉴别真菌感染与定植。目前临床上常用的 BDG 测定方法有 Fungitec-G 法和 Glucatell 法。Fungitec-G 法诊断侵袭性真菌感染的敏感性为 67%～100%，特异性为 84%～100%。

Glucatell 法诊断的敏感性为 70%～80%,特异性为 90%以上。对于局灶性的曲菌病,BDG 很少进入血液,所以 BDG 的诊断价值不高。此试验的假阳性可能出现于标本中存在脂多糖,如标本接触纱布,输注抗肿瘤的多糖类药物,输注白蛋白或球蛋白,血液透析,应用多种头孢类、碳青霉烯类抗生素等情况下。

## 什么是 GM 试验

GM 试验是检测曲霉菌细胞壁中的半乳甘露聚糖(galacto-mannan, GM)抗原。GM 抗原是一种多糖抗原,广泛存在于曲霉菌的细胞壁上。当曲霉菌在组织中生长时,可以被释放入血,但是定植的曲霉菌很少释放 GM 入血,所以 GM 试验可以鉴别曲霉菌的侵袭与定植,不过此试验不能鉴别曲霉菌的种类。GM 试验有助于早期诊断侵袭性曲霉菌病,但是当病灶出现缺血、坏死或者应用抗真菌药物时可能出现假阳性,动态监测、同时测定 G 试验和 GM 试验、早期联合高分辨率 CT 检查有助于早期诊断侵袭性真菌感染。

# 肺炎的综合治疗

## 抗菌药物的应用原则是什么

感染性肺炎的致病菌包括细菌、病毒、支原体、衣原体等病原微生物,其中以细菌感染为多,所以抗菌药物是治疗肺炎的主要药物。正确使用抗菌药物是提高疗效、降低不良反应、减少耐药菌发生的关键。应用抗菌药物治疗的原则如下。

(1) 只有诊断为细菌性感染的患者才能使用抗菌药物。

(2) 尽早查明感染的病原菌,根据病原菌种类及其药物的敏感性结果使用抗生素。

(3) 按照抗菌药物的药物效应动力学(药效学)和人体药物代谢学(药代学)特点使用抗菌药物。

(4) 治疗方案要根据患者的病情、病原菌种类及抗菌药物的特点加以制定并遵循如下原则。①按照抗菌药物的治疗剂量范围用药;②轻症感染的患者可以口服用药,重症患者或者全身感染的患者可以静脉用药,病情好转时,尽早改为口服用药;③尽量避免局部应用抗生素;④在体温正常、症状消失72~96小时后可以停用抗菌药物,特殊情况如败血症等需要长疗程治疗至彻底治愈;⑤抗菌药物的联合应用仅限于以下情况:病原菌不明的严重感染、单一抗菌药物不能有效控制的重症感染、单一抗菌药物不能控制的需氧菌及厌氧菌混合感染、2 种或 2 种以上病原菌感染、需长疗程治疗但病原菌容易对某些抗菌药物产生耐药性的感染,联合用药可以减少毒性较大的抗菌药物的剂量。

# 常用抗菌药物的种类有哪些

### 1. 青霉素类

青霉素类抗生素是一类重要的 β-内酰胺类抗生素,它通过与青霉素结合蛋白结合,妨碍细菌细胞壁黏肽的合成,使之不能交联而造成细胞壁缺损,致使细菌细胞破裂而死亡,发挥抗菌作用。主要的品种如下。

(1) 青霉素:如青霉素 G、青霉素 V 等,抗菌谱窄,对革兰阳性球菌及革兰阴性球菌抗菌作用较强,对革兰阳性杆菌、螺旋体、梭状芽孢杆菌、放线菌及部分拟杆菌有抗菌作用。

(2) 耐酶青霉素:如氯唑西林、苯唑西林、双氯西林等。抗菌谱窄,对青霉素酶稳定,主要用于产酶葡萄球菌所致的感染,但对不产酶菌株的抗菌作用不如青霉素。

(3) 氨基青霉素:如氨苄西林、阿莫西林,抗菌谱广,对不产酶的葡萄球菌、链球菌的抗菌作用次于青霉素,对肠球菌、流感嗜血杆菌、大肠埃希菌、沙门菌属、奇异变形杆菌、志贺菌属等革兰阴性杆菌具有良好的抗菌活性。

(4) 广谱青霉素:如哌拉西林、替卡西林等,抗菌谱广,除了对敏感的革兰阳性球菌和革兰阴性杆菌有效外,对铜绿假单胞菌也有较好的抗菌作用。

临床应用青霉素类抗生素时,可能出现变态(过敏)反应,可见皮疹、药物热、血管神经性水肿、过敏性休克等。

**2. 头孢菌素类**

其抗菌的机制同青霉素,抗菌谱广,可覆盖常见的致病菌,耐酸、耐酶。主要的品种如下。

(1) 第一代头孢菌素:如头孢唑林、头孢氨苄,主要用于葡萄球菌(包括产酶菌株)、肺炎链球菌(其中肠球菌耐药)等革兰阳性球菌和奇异变形杆菌、流感杆菌、沙门菌属、志贺菌属等革兰阴性菌感染。

(2) 第二代头孢菌素:如头孢呋辛,对革兰阳性菌的作用与第一代相近,但对革兰阴性菌的作用较强,不仅对一些第一代头孢菌素耐药的革兰阴性菌如大肠埃希菌有效,而且抗菌谱较第一代有所扩大,对部分肠杆菌属、枸橼酸杆菌也有一定的抗菌活性。

(3) 第三代头孢菌素:如头孢曲松,对革兰阳性菌的抗菌作用普遍低于第一代,对各种革兰阴性菌包括肠杆菌科细菌和某些非发酵菌作用明显,毒性低,对 β-内酰胺酶稳定,但对产超广谱 β-内酰胺酶细菌基本无效。

(4) 第四代头孢菌素:对革兰阴性菌的作用优于第三代,对广谱 β-内酰胺酶稳定,与酶的亲和力低,对细菌细胞膜的穿透力较强。

本类药物的主要不良反应是变态反应,头孢菌素与青霉素类药物间有不完全的交叉变态反应。其他不良反应有肠道菌群失调、凝血功能障碍等。一些含有硫甲基四氮唑基团的头孢菌素如头孢哌酮，与乙醇合用容易产生"双硫仑样反应"，表现为醉酒状，在治疗期间及停药后 3 日内，应避免接触乙醇（酒精）饮品。

### 3. 喹诺酮类

喹诺酮类抗生素属合成的抗菌药物，临床应用广泛。目前已经发展到第四代。前两代的药物抗菌谱窄，疗效不佳，现在已经少用。第三代的代表药物为环丙沙星、左氧氟沙星等，对革兰阴性菌和革兰阳性菌都有较强的作用。第四代的代表药物是莫西沙星、加替沙星，与第三代相比，抗革兰阳性菌、厌氧菌、非典型病原体及结核分枝杆菌的活性增强，不良反应更小。其中莫西沙星、加替沙星、左氧氟沙星对多数呼吸道病原体有很好的杀菌活性，并且容易渗透进入肺脏和支气管分泌物，因此又叫"呼吸喹诺酮"。

本类药物使用过程中可能引起抽搐、癫痫、神志改变、视力损害等严重中枢神经系统不良反应，在肾脏功能减退或有中枢神经系统疾病的患者身上更容易发生。另外，此类药物可能引起皮肤光敏反应、关节病变、跟腱断裂、心电图 QT 间期延长、糖代谢紊乱等。妊娠期及哺乳期患者、18 岁以下未成年患者应该避免使用此类药物。

### 4. 氨基糖苷类

本类药物主要作用于细菌蛋白质合成过程，使菌体核蛋白体耗竭及蛋白质合成受阻，同时细菌胞质膜蛋白质合成也被抑制，使膜通透性增加，导致细胞内重要生理物质外漏，引起细菌

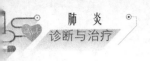

死亡。氨基糖苷类药物抗菌谱广,大多数品种对包括铜绿假单胞菌、不动杆菌属在内的各种革兰阴性杆菌和金黄色葡萄球菌均具有良好抗菌活性,而对革兰阴性杆菌更为有效,部分品种还具有抗结核菌的作用,但此类药物对厌氧菌无效。

氨基糖苷类药物主要的不良反应是耳、肾毒性。耳毒性包括前庭功能失调和耳蜗神经损害。前者的临床表现是步态不稳、闭眼难以直立等;后者的表现是对高频音的听力下降、重听甚至耳聋。肾毒性的主要表现是近曲小管上皮细胞受损,一般不影响肾小球,早期的表现是腰酸、蛋白尿、管型尿,严重者可出现无尿、尿毒症。肾功能损害者更容易诱发耳毒性。所以在治疗的过程中要注意监测血药浓度,疗程一般不超过 14 日。另外,氨基糖苷类药物也可能引起神经肌肉阻滞、心肌抑制、血压下降、呼吸衰竭、肢体瘫痪等。

### 5. 大环内酯类

此类药物通过作用于细菌核糖体 50s 亚基,阻碍细菌蛋白质的合成而发挥杀菌作用。抗菌谱较窄,对需氧革兰阳性菌的作用强,对革兰阴性菌和厌氧菌也有一定的作用,对支原体、衣原体、军团菌等非典型病原体也有良好的作用。目前细菌对此类药物的耐药性日益增加。

其主要的不良反应是消化道症状,表现为腹痛、腹泻等。静脉应用红霉素时可能出现血栓性静脉炎。

### 6. 磺胺类

此类抗生素的抗菌谱广,性质稳定,使用方便,价格低廉,但目前逐渐被其他抗生素代替。其抗菌作用是通过竞争性地作用于细菌体内的二氢叶酸合成酶,阻止细菌二氢叶酸的合成,从而抑制细菌的繁殖。单用容易产生耐药性,与二氢叶酸还原酶抑制剂甲氧苄啶联合应用后,可以对细菌的叶酸合成起到双层阻滞作用,抗菌作用增强,抗菌范围扩大。对革兰阳性菌、革兰阴性菌都有一定的抗菌作用,对肺孢子虫、弓形虫、诺卡菌、沙眼衣原体也有相当的抗菌活性。

一般的不良反应是恶心、呕吐等,严重不良反应是血液系统的反应,表现为粒细胞减少、血小板减少等,有的患者可能发生溶血性贫血。孕妇忌用,肾功能不全者慎用。

### 7. 尼立达唑(硝咪唑)类

此类抗生素是化学合成药物,包括甲硝唑、替硝唑、奥硝唑等,对厌氧菌、阿米巴原虫、滴虫等的作用较强,但对需氧菌和兼性厌氧菌的作用较差。其作用机制是抑制细菌脱氧核糖核酸的合成,干扰细菌的生长、繁殖;或者抑制阿米巴原虫的氧化还原反应,使原虫氮链发生断裂而死亡。

最常见的不良反应是胃肠道反应,如恶心、呕吐、口腔金属味等。大剂量应用时能引起癫痫发作及周围神经病变,如肢体麻木和感觉异常。甲硝唑和替硝唑可以干扰乙醇的氧化过程,出现"双硫仑样反应",所以在治疗期间及停药后3日内,应该避免接触含有乙醇(酒精)的饮品。

### 8. 抗真菌药物

真菌感染包括浅部感染和深部的感染。近年来,免疫抑制剂、广谱抗生素、糖皮质激素的广泛应用导致深部真菌感染逐渐增多。目前抗真菌的药物主要如下。

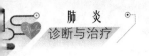

（1）多烯类:主要是两性霉素 B,其毒性较大,抗菌谱广,抗真菌作用强,除了部分曲霉菌耐药外,对各种念珠菌、隐球菌、球孢子菌、组织胞质菌、皮炎芽生菌、孢子丝菌、毛霉菌等都有良好的抗菌作用。

（2）吡咯类:此类药物又分为咪唑类及三唑类。前者包括酮康唑、咪康唑、克霉唑及益康唑等;后者包括氟康唑、伊曲康唑、伏立康唑等。三唑类药物对人体细胞色素 P450 的亲和力低而对肝药酶影响较轻。

（3）棘白菌素类:新一类的抗真菌药卡泊芬净是棘白菌素类,抗真菌谱广,对耐氟康唑、两性霉素 B 的念珠菌、曲霉菌、组织胞质菌等均有较好的作用,但对隐球菌的作用较差。

抗真菌药物中以两性霉素 B 的不良反应最为明显,包括静脉滴注时出现寒战、高热、头痛、眩晕及血压下降、低钾、贫血、血栓性静脉炎、肝毒性、变态反应、心律失常、心搏骤停等心脏毒性及神经系统毒性等,肾毒性也较常见。两性霉素 B 脂质体的不良反应明显低于普通制剂。吡咯类的不良反应较少,主要是口服后消化道反应及肝损害、皮疹等。

# 如何选用抗生素

在我国,社区获得性肺炎的病原体流行病学分布和耐药率有很大的不同,要根据具体情况选择合适的抗生素。对于既往健康且胃肠功能正常的轻症患者,建议使用生物利用度好的口服抗生素如新型喹诺酮类；肺炎链球菌对青霉素的不敏感性为20％左右，对敏感性在中间水平的患者仍可以选择大剂量青霉素，高水平耐药或者有耐药危险的患者建议使用第三代头孢类、厄他培南、喹诺酮或万古霉素等；肺炎链球菌对大环内酯类耐药率在60％以上，因此不宜单用，但是大环内酯类对非典型病原菌仍有较好的疗效；有吸入因素时，要选择具有抗厌氧菌作用的药物，也可以在原有抗生素的基础上联用甲硝唑、克林霉素及莫西沙星等；对于重症肺炎患者，在早期即采用广谱强效的抗生素，病情稳定后，再根据病原学进行针对性的治疗；社区获得性肺炎患者的诊断确定以后，首剂抗生素应该在4小时内使用以提高疗效，降低死亡率。重症肺炎患者在有效抗感染的基础上，营养支持和呼吸道分泌物的引流也非常重要，同时要注意败血症和休克型肺炎的预防。

## 抗生素使用的疗程如何

不应该将肺部阴影完全吸收作为停用抗生素的指征。对肺炎链球菌肺炎，用药需至发热消退后72小时或至少5～7日；对金黄色葡萄球菌、铜绿假单胞菌、克雷白杆菌、厌氧菌等容易导致肺组织坏死的病原菌肺炎，抗生素疗程≥2周；对肺炎支原体及肺炎衣原体肺炎，建议用药10～14日；对军团菌肺炎建议用药10～21日。

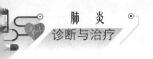

## 如何预防和控制多耐药菌、泛耐药菌

对多耐药菌和泛耐药菌的治疗是临床上的棘手问题,要从根本上解决这个问题,关键在于预防和控制多耐药菌和泛耐药菌。

一般的预防措施:①加强医务人员的手卫生,避免交叉感染;②医疗机构对多耐药菌感染的患者进行隔离,首选单间隔离;③重视病原学检查,合理使用抗生素,选用药物时,参考药物的药动学、药效学参数,对时间/浓度依赖型药物选用不同的剂量、间隔和疗程,注意及时、足量,避免使用疗程过长;④对于重症肺炎,采用"降阶梯治疗"策略,即初始治疗时,选用广谱抗生素覆盖,病原学明确后,根据药物敏感性调整为相对的窄谱抗生素,尽量缩短疗程。

## 对多耐药菌、泛耐药菌的治疗措施有哪些

临床上对多耐药菌、泛耐药菌的应对措施有:①选择作用机制不同的药物联合应用,使药物兼备多个作用机制;②持续静滴β-内酰胺类抗生素,使血药浓度在有效杀菌浓度之上,但其毒性能够耐受;③静脉注射或雾化吸入多黏菌素 E,单药应用或与其他药物联用;④替加环素单药应用或与其他药物联用,体外研究证实,此药对多种医院获得的难治性感染有效,包括产超广谱酶

的革兰阴性杆菌、多药耐药的嗜麦芽窄食单胞菌、多黏菌素E耐药的阴性菌、耐万古霉素的肠球菌、耐利奈唑胺的肠球菌、耐甲氧西林的金黄色葡萄球菌和厌氧菌,但其对铜绿假单胞菌疗效差。

# 肺炎患者如何饮食保健

肺炎后期,有的患者可能出现不同程度的虚弱症状,可根据辨证,给予适当的食疗,以促进身体的康复。

1. 党参灵芝猪肺汤

组成:党参15 g,紫灵芝15 g,生姜2 g,蜜枣6枚,猪肺1个,食盐少许。

制作:先将猪肺喉部套在水龙头上,灌入清水令猪肺胀大充满水,用手挤压令水出,反复用此方法洗,直至猪肺洗至白色。再将猪肺切成块状,放入滚水中煮5分钟左右,捞起备用。瓦煲内加入适量清水,先用武火烧滚,然后放入以上全部材料,改用中火继续煲3小时左右,加入食盐少许调味,即可饮汤吃猪肺。

功效:此汤有益气补肺之功,适用于体质素虚、易患感冒的老年人。

2. 黄芪阿胶粥

组成:黄芪15 g,阿胶10 g,粳米30 g。

制作:黄芪水煎取汁,煮粳米为粥,烊化阿胶,兑入粥中。

功效:补气养肺。适用于肺气虚弱、卫外不固、气不摄血而致咳嗽咳痰,痰中带血丝者。

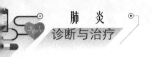

3. 猪肺止咳汤

组成:猪肺 1 个,桔梗 10 g,紫菀 10 g,麻黄 10 g,油、盐酌量。

制作:将猪肺用水灌洗多次,清洗干净,沥干后切成细块。将适量清水、猪肺与药材一起放入煲内,先用武火煮滚,再改用慢火煮约 2 小时,调味即可。

功效:温肺止咳,化痰散寒。适用于肺阳亏虚而致咳嗽咳痰、痰液稀薄、畏寒怕冷等症。

4. 蛤蚧虫草蜂蜜膏

组成:蛤蚧 1 对,冬虫夏草 10 g,枯矾 10 g,款冬 100 g,五味子 30 g,川贝母 30 g,白果仁 15 g,蜂蜜 200 g,香油 150 g。

制作:先将上述各药研为细末,混合均匀,再将蜂蜜、香油加入药末中,之后放入锅中蒸熟即可。

功效:健脾润肺,化痰止咳。

5. 天门冬萝卜汤

组成:天门冬 15 g,萝卜 300 g,香菇 20 g,火腿 150 g,胡椒粉、葱、食盐、味精各适量。

制作:天门冬洗净,切成薄片,加水煎取汁。萝卜洗净,切丝。香菇用水浸泡,切丝。火腿用开水烫一下,切成薄片。将火腿片、香菇放锅内加水煮至香气大出,放萝卜丝,并加天门冬药汁,煮至萝卜熟,加食盐、胡椒粉、葱、味精即可。

功效:滋阴润肺。适用于肺阴亏虚而致咳喘气短、心悸神疲、口干咽燥等症。

6. 川贝雪梨粥

组成:雪梨 2 个,川贝母 10 g,粳米 50 g,冰糖适量。

制作:先将雪梨洗净捣碎取汁,川贝母研细末,粳米煮稀粥。粥将熟时加入雪梨汁与川贝母末,稍煮即成。

功效:润肺除痰。适用于肺阴亏虚而致咳嗽、气喘、口干不欲饮等症。

### 7. 太子参百合田鸡汤

组成:田鸡500 g,瘦猪肉1 000 g,太子参600 g,百合30 g,罗汉果半个。

制作:先将田鸡去皮、内脏,清洗干净切块。瘦猪肉洗净切块。将洗净的太子参、百合、罗汉果放入锅内,加适量的水,武火烧滚,放入猪肉、田鸡,改用文火慢炖1～2小时,调味后即可食用。

功效:清肺润燥,益肺生津。适用于气虚肺燥引起的咳喘、口干渴饮者。

### 8. 洋参乌鸡汤

组成:乌鸡1只,生姜30 g,西洋参15 g,红枣8粒。

制作:乌鸡去毛、肠杂,红枣去核,加生姜、西洋参、水6～8碗,共煲2小时,汤成。

功效:温补气血,滋润肺胃。适用于咳嗽气喘、气不接续、面色不华等症。

### 9. 人参百合粥

组成:人参3 g,百合15 g,粳米30 g。

制作:先煎人参与百合,后下粳米,同煮为粥。

功效:补气养阴。适用于肺气阴两虚所致之咳声无力、口淡口干等。

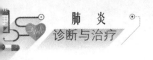
**10. 人参莲肉汤**

组成:白人参 10 g,莲实 10 g,冰糖 30 g。

制作:先将人参、莲实放入碗内,用适量的水泡发,加入冰糖。再将盛人参和莲实的碗放锅内蒸 1 小时,即可食用。

功效:补气益脾。适用于中老年病后体虚食少者。

**11. 人参炖老母鸡汤**

组成:人参 15 g,老母鸡(乌鸡也可)1 只,姜、葱、米酒、盐适量。

制作:先将人参切成薄片,杀鸡去除内脏,洗净切块,再将两者放入砂锅,加适量的水、姜、葱、米酒、盐后用武火烧滚,随时去除表面的浮沫,改用文火慢炖 2～3 小时,即可食用。

功效:大补元气,健脾益胃。适用于久病体虚乏力者。

**12. 灵芝绞股蓝茶**

组成:灵芝 25 g,绞股蓝 50 g,西洋参 10 g,何首乌 30 g,黄芪 20 g,冰糖适量。

制作:先将上述药物洗净切片,放入砂锅内,加 1 500 ml 水,文火煮至 400 ml 左右,加入冰糖,煮至冰糖融化。将药茶放入干净容器中,口渴时取 50 ml,兑开水饮用。

功效:提高人体免疫能力,增强体质。适用于久病体虚者。

**13. 川贝海蜇瘦肉汤**

组成:川贝 12 g,海蜇 80 g,猪瘦肉 200 g,生姜适量。

制作:先将川贝、海蜇洗净,浸泡,晾干,猪瘦肉洗净。砂锅中放入适量的水,放入上述药物和生姜,武火煮滚后改用文火慢炖 1～2 小时,加食盐调味即可食用。

功效:止咳化痰润肺。

# 社区获得性肺炎

## 什么是社区获得性肺炎

社区获得性肺炎也称为院外肺炎,是指机体在社区环境中受到微生物感染后发生的肺炎,包括在社区感染,但是尚处于潜伏期,因其他原因住院后发病的肺炎,并且排除在医院内感染而于出院后发病的肺炎。

## 社区获得性肺炎的病原体有哪些

社区获得性肺炎的病原体因国家、地区的不同存在着明显的差异,并且随着时间的推移而发生变化。常见的病原体如肺炎链球菌、肺炎支原体、肺炎衣原体、流感嗜血杆菌、呼吸道病毒(甲型流感病毒、乙型流感病毒、呼吸道合胞病毒、腺病毒、副流感病毒)等。其中肺炎链球菌、肺炎支原体是主要的病原体,但是有约40%的患者病原体不明。

## 社区获得性肺炎患者是否需要进行病原学诊断

(1) 门诊治疗的轻、中度患者不必进行病原学诊断,只有当

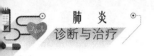
初始经验性治疗无效的时候才需要进行病原学的检查。

（2）住院的患者在抗感染的同时需进行常规血培养和呼吸道标本的病原学检查。合并有胸腔积液的患者应该进行诊断性的胸腔穿刺，对胸腔积液进行常规、生化及病原学的检查。

（3）出现以下情况时需要对患者有选择性地进行侵袭性检查：经验性的治疗无效甚至病情不断进展时；采用常规方法获得的呼吸道标本无法明确病原体而怀疑特殊性的病原体感染时；免疫抑制宿主患社区获得性肺炎经抗菌药物治疗无效时；需要与非感染性肺部浸润性病变鉴别诊断时。

## 如何取得合格的社区获得性肺炎病原学检查标本

1. 痰细菌学检查标本

● 采集：尽量在应用抗生素之前采集，患者先漱口，深咳嗽，留取脓性痰送检，无痰的患者可以用高渗的盐水雾化吸入导痰。对怀疑分枝杆菌和真菌感染的患者，要收集 3 次清晨痰标本；对怀疑厌氧菌、肺孢子菌感染的患者采用支气管肺泡灌洗液标本进行检查的阳性率较高。

● 送检：尽快送检，不超过 2 小时；延迟送检或待处理的标本要放置于 4 ℃保存，保存的标本要在 24 小时内处理。

2. 血清学标本

采集间隔 2～4 周急性期及恢复期的 2 份血清标本，主要用于非典型病原体或呼吸道病毒特异性抗体滴度的测定。

## 如何判定社区获得性肺炎标本
## 检测结果的诊断意义

(1) 以下情形可确定诊断:①血或胸腔积液培养到病原菌;②经支气管镜或人工气道吸引的标本培养的病原菌浓度≥$10^5$ CFU/ml(半定量培养＋＋),支气管肺泡洗出液(BALF)标本≥$10^4$ CFU/ml(＋～＋＋),防污染毛刷或防污染 BALF 标本≥$10^3$ CFU/ml(＋);③呼吸道标本培养到肺炎支原体、肺炎衣原体、嗜肺军团菌,血清肺炎支原体、肺炎衣原体、嗜肺军团菌抗体滴度呈 4 倍或 4 倍以上变化(增高或降低),同时,肺炎支原体抗体滴度(补体结合试验)≥1∶64,肺炎衣原体抗体滴度(微量免疫荧光试验)≥1∶32,嗜肺军团菌抗体滴度(间接荧光抗体法)≥1∶128;④嗜肺军团菌Ⅰ型尿抗原检测(酶联免疫测定法)阳性;⑤血清流感病毒、呼吸道合胞病毒等抗体滴度呈 4 倍或 4 倍以上变化(增高或降低);⑥肺炎链球菌尿抗原检测(免疫层析法)阳性(儿童除外)。

(2) 以下情形有诊断意义:①合格痰标本培养优势菌中度以上生长(≥＋＋＋);②合格痰标本细菌少量生长,但与涂片镜检结果一致(肺炎链球菌、流感嗜血杆菌、卡他莫拉菌);③3 日内多次培养到相同细菌;④血清肺炎衣原体 IgG 抗体滴度≥1∶512或 IgM 抗体滴度≥1∶16(微量免疫荧光法);⑤血清嗜肺军团菌试管凝集试验抗体滴度升高达 1∶320 或间接荧光试验 IgG 抗

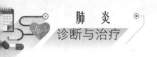

体滴度≥1：1 024。

(3) 以下情形无诊断意义：①痰培养有上呼吸道正常菌群的细菌如草绿色链球菌、表皮葡萄球菌、非致病奈瑟菌、类白喉杆菌等；②痰培养为多种病原菌少量生长；③不符合(1)、(2)中的任何一项。

## 如何临床诊断社区获得性肺炎

诊断依据：①最近出现咳嗽、咳痰或原有呼吸道疾病症状加重，并出现脓性痰，伴或不伴胸痛；②发热；③肺实变体征或可闻及湿性啰音；④白细胞(WBC)>$10×10^9$/L 或<$4×10^9$/L，伴或不伴细胞核左移；⑤胸部 X 线检查显示片状、斑片状浸润影或间质性改变，伴或不伴胸腔积液。以上①至④项中任何一项加第⑤项，并除外肺结核、肺部肿瘤、非感染性肺间质疾病、肺水肿、肺不张、肺栓塞、肺嗜酸性粒细胞浸润症及肺血管炎等疾病后，可确立临床诊断。

## 如何评价社区获得性肺炎患者的病情严重程度

适合门诊和急诊使用的 CURB-65 评分体系。①意识障碍：新出现的对人、地点、时间的定向力障碍；②氮质血症：血尿素氮(BUN)≥7 mmol/L；③呼吸频率≥30 次/分；④低血压：血压<

90/60 mmHg;⑤年龄≥65 岁。其中每一项达到标准得 1 分,0～
1 分的患者可以在门诊治疗;2 分以上的患者需要住院治疗;3 分
以上的患者可能需要在 ICU 治疗。评分标准提供了病情的估计
参考,但对每一位患者需要根据病情具体分析。

出现下列症状的一项或以上者可诊断为重症肺炎:①意识障
碍;②呼吸频率≥30 次/分; ③$PaO_2$<60 mmHg、$PaO_2/FiO_2$<
300 mmHg; ④动脉收缩压<90 mmHg; ⑤脓毒性休克;⑥每小
时尿量<20 ml 或 4 小时尿量<80 ml,并发急性肾衰竭;⑦X 线
胸片双侧或多个肺叶炎症,入院 48 小时内病变扩大≥50%。

## 社区获得性肺炎患者如何分级治疗

社区获得性肺炎的病情严重程度不同,致病菌也存在明显
的差异。按照病情的严重程度分级治疗,可以提高治疗效果,降
低死亡率,也可以节约医疗资源。

适合门诊治疗的患者:青壮年、无基础疾病、病情轻或中度
者。抗生素选择青霉素类、第一代或第二代头孢菌素类或同时
加用大环内酯类或喹诺酮类。

需入院治疗但不需要住 ICU 的患者,可能的病原体有肺炎
链球菌、流感嗜血杆菌、需氧革兰阴性杆菌、金黄色葡萄球菌、肺
炎支原体、肺炎衣原体及呼吸道病毒等。抗生素的选择:第二代
头孢菌素类联用大环内酯类;喹诺酮类、β-内酰胺类/β-内酰胺酶
抑制剂单用或联用大环内酯类;第三代头孢菌素类单用或联用

大环内酯类。

需入住 ICU 的患者：①无铜绿假单胞菌感染危险因素，可能的病原体有肺炎链球菌、需氧革兰阴性杆菌、嗜肺军团菌、肺炎支原体、流感嗜血杆菌及金黄色葡萄球菌等。抗生素选择头孢曲松或头孢噻肟联用大环内酯类；喹诺酮类联用氨基糖苷类；β-内酰胺类/β-内酰胺酶抑制剂单用或联用大环内酯类；厄他培南联用大环内酯类；②有铜绿假单胞菌感染危险因素，可能的病原体为上述病原菌＋铜绿假单胞菌。抗生素选择具有抗单胞菌活性的 β-内酰胺类抗生素联用大环内酯类，必要时联用氨基糖苷类；具有抗单胞菌活性的 β-内酰胺类抗生素联用喹诺酮类；喹诺酮类联用氨基糖苷类。

# 医院获得性肺炎

## 什么是医院获得性肺炎 ⊃

医院获得性肺炎,也叫医院内肺炎,是指患者入院时不存在、也不处于感染潜伏期,而于入院 48 小时后在医院(包括老年护理院、康复院)内发生的肺炎,包括在医院内获得感染而于出院后 48 小时内发病的肺炎。其中以呼吸机相关肺炎最为常见。

## 医院获得性肺炎的病原体主要有哪些 ⊃

常见的病原体包括革兰阴性菌(铜绿假单胞菌、肺炎克雷白杆菌、不动杆菌)和革兰阳性菌(金黄色葡萄球菌、耐甲氧西林金黄色葡萄球菌)。厌氧菌不是医院内获得性肺炎的常见菌。嗜肺军团菌可以因医院水中寄生该菌或施工建设而作为引起医院获得性肺炎的常见菌。真菌如念珠菌和烟曲霉菌可能发生于器官移植或有免疫缺陷的中性粒细胞减少患者,但也能发生于免疫功能正常的患者中。

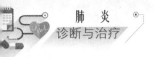

## 发生医院获得性肺炎的危险因素有哪些

发生医院获得性肺炎的危险因素包括宿主性因素和医源性因素。

宿主性因素：老年人，患有慢性肺部疾病或其他基础疾病、恶性肿瘤，免疫受损，昏迷，误吸或近期有呼吸道感染。

医源性因素：长期住院特别是居住 ICU，人工气道或机械通气，长期留置胃管，胸腹部手术，早期抗生素治疗，应用糖皮质激素、细胞毒性药物和免疫抑制剂、$H_2$ 受体阻滞剂和抗酸药。

## 医院获得性肺炎的不同病原菌有何特点

金黄色葡萄球菌：见于昏迷、头部创伤、近期流感病毒感染、糖尿病、肾功能衰竭患者。

铜绿假单胞菌：见于长期住在 ICU、长期应用糖皮质激素或抗生素、支气管扩张、粒细胞缺乏及晚期艾滋病(AIDS)患者。

军团菌：与应用糖皮质激素、地方性或流行性因素有关。

厌氧菌：与腹部手术及上呼吸道病原体吸入有关。

## 医院获得性肺炎如何发病

病原体的来源：微生物可以随着医疗装置或环境(空气、水和飞沫等),在工作人员和患者之间转移而发生感染。

口咽部定植菌误吸:正常成年人口咽部革兰阴性菌分离率<5%,住院后致病菌定植明显增加;吞咽和咳嗽反射减弱或消失,如老年人、意识障碍、食管疾病、气管插管、鼻胃管、胃排空延迟及张力降低的患者更容易发生误吸;气管套管周围细菌吸入。

## 医院获得性肺炎有什么症状

起病:急性起病,伴有畏寒、发热等。

呼吸系统症状:咳嗽、咳痰、呼吸困难及胸痛等。

肺外症状:可以有头痛、乏力、腹胀、恶心、呕吐及食欲减退等,重症肺炎患者可以有缺氧、休克、少尿甚至肾功能衰竭等相关表现。老年、免疫抑制患者,可能仅有发热等轻微的临床症状而容易被忽视。

## 医院获得性肺炎的理化检查有什么异常

血常规可见外周血白细胞总数和中性粒细胞比值常常升高,但在老年、重症、免疫抑制患者可以不出现血白细胞的增高,甚至可能出现下降。急性期 C 反应蛋白、红细胞沉降率可以升高。影像学检查可发现肺部有新的或进展的浸润表现。

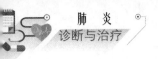

## 医院获得性肺炎的临床诊断依据是什么

①近期出现的咳嗽、咳痰或原有的呼吸道疾病症状加重并出现脓性痰或有胸痛;②发热;③肺部出现实变体征或可闻及湿性啰音;④白细胞$>10\times10^9$/L 或$<4\times10^9$/L,伴或不伴细胞核左移;⑤胸部 X 线检查提示片状、斑片状浸润性阴影或间质性改变,伴或不伴胸腔积液。以上①至④项中的任何一项加第⑤项,并且除外肺结核、肺部肿瘤、非感染性肺间质性疾病、心力衰竭和肺水肿、肺不张、肺栓塞、急性呼吸窘迫综合征(acute respiratory distress syndrome, ARDS)、肺嗜酸性粒细胞浸润及肺血管炎、药物性肺损伤等后,可以诊断为此病。

## 医院获得性肺炎的病原学诊断如何进行

其诊断方法与社区获得性肺炎相同。但是,医院内获得性肺炎的病原体谱复杂,而且耐药菌谱不断变化,所以其病原学的诊断有更重要的意义。痰液细菌的培养要重视,但定量培养结果的判断要参考细菌浓度,同时进行血培养。建立人工气道的患者,为减少污染,可以送检气管插管吸引物,若细菌生长浓度超过规定阈值,可以判定为肺炎的病原体,若低于阈值浓度可以认定是定植或者污染。有免疫损害的患者更加要重视特殊病原体的检查,如真菌、肺孢子菌、分枝杆菌等。

## 医院获得性肺炎的病情严重程度怎么评价

轻中症:一般状况较好,发病早(入院≤5日,机械通气≤4日)、无高危因素、生命体征稳定、器官功能无明显异常的患者。

重症:出现重症肺炎的判定标准(见社区获得性肺炎)中的一项或以上,需要密切观察病情、积极抢救的患者,有条件的可收住 ICU 治疗。

## 医院获得性肺炎怎么进行经验性治疗

轻中症患者:其常见的病原体多是肠杆菌科细菌、流感嗜血杆菌、肺炎链球菌、甲氧西林敏感金黄色葡萄球菌等。常选用第二、三代头孢菌素类,β-内酰胺类/β-内酰胺酶抑制剂,青霉素过敏患者选用喹诺酮类或克林霉素联合大环内酯类药物。

重症患者:其常见的病原体多是铜绿假单胞菌、耐甲氧西林金黄色葡萄球菌、不动杆菌、肠杆菌属细菌、军团杆菌、厌氧菌、真菌等。其药物常选择氨基糖苷类或喹诺酮类联合下列药物之一:抗假单胞菌 β-内酰胺类、广谱 β-内酰胺类/β-内酰胺酶抑制剂、亚胺培南和氨曲南,必要的时候联合万古霉素。

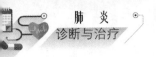

## 医院获得性肺炎的抗菌疗程怎么确定

抗菌疗程应该个性化,其长短取决于感染的病原体、严重程度、基础疾病及临床疗效。一般来讲,流感嗜血杆菌感染:10～14 日;肠杆菌科细菌、不动杆菌感染:14～21 日;伊氏肺孢子菌感染:14～21 日;军团菌、支原体及衣原体感染:14～21 日;铜绿假单胞菌感染:21～28 日;金黄色葡萄球菌感染:21～28 日;耐甲氧西林金黄色葡萄球菌感染的疗程可以适当延长。

# 免疫损害宿主肺炎

## 什么是免疫损害宿主肺炎

当由于各种原因导致免疫功能损害,并引起肺部感染时,即称为免疫损害宿主肺炎。近 10~20 年来,随着肿瘤发病率的升高与治疗的进步、自身免疫性和其他免疫相关性疾病诊断和治疗水平的提高、器官移植的突破和发展,特别是艾滋病(HIV/AIDS)流行,免疫损害宿主(immunocompromised host, ICH)不断增加和积累,成为一个全球性的巨大挑战。感染是影响 ICH 病程和预后的最重要因素,肺是感染的主要靶器官。ICH 肺部感染的诊断和治疗尚存在众多难题,需要深入研究,但另一方面倘能推广和充分运用已有研究成果和技术,则仍有可能使临床上多数患者明确诊断和得到有效治疗,改善预后。

## 免疫损害宿主肺炎有哪些特点

肺炎作为一种微生物学现象,在免疫损害宿主(ICH)与免疫机制健全者体内并无本质不同。但免疫损害宿主免疫炎症反应的抑制可以显著改变肺部感染的临床和 X 线表现,而激素和其

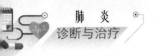

他免疫抑制药物亦可以干扰或掩盖感染的症状及临床经过。概括起来,ICH 肺炎有下列特点。

(1) 起病大多隐匿,不易察觉。但也有部分患者急骤起病,呈暴发性经过,迅速发展至极期,甚至呼吸衰竭。

(2) 高热很常见,有时患者虽仍继续接受激素治疗,亦不足以平复。革兰阴性杆菌引起的肺炎虽有高热,但很少伴有寒战。

(3) 咳嗽、咳痰相对少见,据对在接受强化化学治疗肿瘤患者并发革兰阴性杆菌肺炎的观察,咳嗽症状发生率仅 41%,多属干咳,咳痰不足 1/5。胸痛亦不常见。

(4) 病变大多为双侧性。体征和 X 线表现实变征象少见,仅约 50%。特别在粒细胞缺乏者,肺部炎症反应轻微,肺不张可以是感染的一种早期或唯一征象,随着粒细胞的恢复,炎症反应加剧,出现 X 线表现。

(5) 病变表现差异较大,即使同属细胞免疫损害,艾滋病(AIDS)与非 AIDS 免疫损害患者的卡氏肺孢子虫肺炎(PCP)表现可以有很大差异,与后者比较前者起病隐匿,导痰诊断比较容易发现,而治疗见效慢,虫体数量多,临床治疗效果不与虫体消灭相关联,复发率高。应用复方磺胺甲唑治疗时变态(过敏)反应发生率高,而喷他脒治疗不良反应相对较少。

(6) 真菌性感染的炎症反应通常较细菌性感染为弱,在 ICH 犹然。如侵袭性肺曲菌病肺部症状很轻,常以脑或其他脏器迁徙性病变为首发表现。ICH 并发肺结核与非 ICH 亦有显著不同,如播散多、肺灶分布的叶段差异不明显、伴有纵隔/肺门淋巴结肿大和胸膜炎较多、合并其他感染概率高。

# 如何发现免疫损害宿主肺炎

(1) 免疫机制受损的认定:儿童反复呼吸道感染常提示原发性免疫防御机制缺损。偶尔发病较晚,至青年期才出现症状者容易漏诊,然而反复发作是其特点。继发性免疫损害多有明确基础疾病和(或)免疫抑制药物治疗史,不难确定。我国目前人类免疫缺陷病毒(human immunodeficiency virus, HIV)感染和艾滋病(AIDS)毕竟尚少,临床上缺少实践经验,可能不易识别,故凡中青年患者的"奇特"感染都应检测 HIV。

(2) 肺部病变的早期发现和病因鉴别:早期发现和确诊直接影响预后,如肾移植受者的发热和肺浸润在 5 天内发现和确诊者存活率为 79%,而延误超过 5 天者存活率仅 35%。应加强临床观察,不放松任何一个即使细微的症状和体征发现。$PaO_2$ 对移植受者肺部疾病的早期发现和诊断有一定帮助,约 80% 的细菌性肺炎和 70% 的肺栓塞患者 $PaO_2 < 8.6 \ kPa(65 \ mmHg)$,而病毒、卡氏肺孢子虫、真菌或奴卡菌肺炎仅有 8% 的患者 $PaO_2$ 低于此限。X 线检查对诊断虽非特异性,但仍是有帮助的,如局限性病变常见于细菌、真菌、军团杆菌、分枝杆菌、肺出血、肺栓塞,有时也见于早期卡氏肺孢子虫肺炎(pneumocystis carinii pneumonia, PCP);结节或空洞性病变常为隐球菌、奴卡菌、曲菌、肺脓肿(包括迁徙性)、分枝杆菌和肿瘤;弥漫性间质/腺泡浸润性病变多由于 PCP、病毒、弓浆虫、曲菌(少见)、分枝杆菌、肺水肿包括

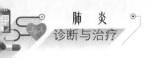

急性呼吸窘迫综合征(ARDS)、放射线/药物、癌性淋巴管炎等引起。核素肺扫描对 PCP 的筛选和诊断有一定意义。CT 对隐蔽部位如心脏移植后肺底部病变的发现和诊断很有价值。免疫损害宿主(ICH)发热伴肺浸润的病因颇多,准确的病因(原)诊断常常需要病原学或组织学证据。

## 免疫损害宿主肺炎的病原学检查有哪些注意事项

(1) 标本采集:除应尽量收集各种可能有意义的肺外标本如体液、分泌物以及肿大淋巴结、体表肿物活检标本外,呼吸道标本仍是最基本和最重要的。痰液因受口咽部定植菌污染,需经筛选、洗涤或定量培养等处理,以减少污染或结果解释上的困难。为避免污染以及无痰患者则需从下呼吸道直接采样,应用经纤维支气管镜防污染样本毛刷(protected spemmen brush, PSB)采样和经纤维支气管镜肺活检(transbronchial lung biopsy, TBLB)诊断免疫损害宿主肺部感染,其诊断率为72.2%,是临床上有价值的、实用而安全的检查技术。支气管肺泡灌洗(bronchoalveolar lavage, BAL)采样目前亦被提倡。

(2) 微生物学检查:应当强调两点①标本必须新鲜,应及时送检和处理;②检测项目尽可能齐全,涂片和培养(除培养不能生长的病原体)都应进行。因为 PSB 和活检标本少(小),只应用于细菌和条件性真菌的培养,抗酸杆菌和原虫等检测只需吸引物或咳出物,故标本应合理分配检查项目。

（3）免疫学诊断和基因诊断技术：抗体检测可能因宿主免疫抑制影响其价值。抗原和基因检测在理论上可提供早期诊断和很高的特异性与敏感性，但迄今前者仅限于极少数特殊病原体，后者距实用化尚有很大距离。非免疫学方法测定病原体特殊成分以供诊断，目前应用亦很有限。

（4）组织学检查：组织学上坏死性肺炎见于化脓菌、真菌及巨细胞病毒等感染。前者多无病原特异性，但若见到"假单胞菌血管炎"则有诊断意义。通常细菌和真菌检查阴性而炎症病灶中有较多巨噬细胞，则应考虑军团菌肺炎可能。借助银染或过碘酸希夫（PAS）染色对真菌诊断有决定性意义。巨细胞病毒性肺炎在常规组织学上不易发现包涵体，需要应用组织化学及原位杂交方法揭示其抗原或脱氧核糖核酸（DNA）。并发于免疫损害宿主（ICH）的肺结核，其组织学改变可以很不典型或呈现所谓"无反应性结核"，应常规加作抗酸染色。卡氏肺孢子虫肺炎（PCP）在苏木精–伊红（HE）染色时见肺泡内大量嗜伊红泡沫样渗出物，借助银染可见浓染成黑色的虫体包囊壁，易于识别。在印片和涂片标本中检查卡氏肺孢子虫需采用姬姆萨（Giemsa）或瑞氏–姬姆萨（Wright-Giemsa）特殊染色，可以发现染成红或暗红色的囊内小体。

# 免疫损害宿主肺炎如何治疗 ◯━━━

（1）临床处理步骤：因免疫损害宿主（ICH）并发感染病情多

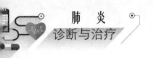

较危重,在参考临床和病原流行病学资料做出病原学诊断估计
的基础上,以及留取各种检验标本特别是病原学标本的前提下,
应立即开始经验性抗菌治疗。48~72小时不见起效则需进行特
殊诊断检查,以纤维支气管镜最有用;若病灶为局限性且近胸
膜,可经皮穿刺取得标本;少数情况下剖胸活检亦属必要,特别
是肺部弥漫性病变患者。若仍不能确定准确的病原诊断,则在
经过更为积极的抗菌治疗和全面谨慎的重新评价后,可改试抗
特殊病原体(卡氏肺孢子虫、真菌、结核等)治疗。经验性治疗一
般宜针对单一病原,以免混淆诊断。

(2) 抗微生物治疗:确立病原学诊断者当选用针对性强、敏
感的抗微生物药物。问题是经验性用药的选择,因为革兰阴性
杆菌感染最常见,但是采用第三代头孢菌素联合氨基糖苷类抗
生素抑或双 β-内酰胺类抗生素作为首选经验性治疗尚无一致意
见,在药效学上前两者有协同作用,后两者仅有相加作用,但患
者基础疾病、肾功能减退等限制了氨基糖苷类抗生素的应用。
新问世的喹诺酮类、单酰胺类、亚胺培南等增加了临床选择的余
地,但随之而来的有争议的问题是:此类患者一开始就应用高、
新、广谱抗菌药物还是有所保留;是单独应用还是联合应用,恐
难一概而论,需要参考病情严重和紧迫程度、本地区(医院)耐药
率分布、治疗史、病情前景和成本效益估计等,综合全面评价,慎
作定夺。关于特殊病原体的治疗这里不再赘述,只是强调:利福
平是经典抗结核药物,在抗结核化学治疗中不要贸然以其衍生
物取代,已有资料表明,利福定治疗其远期复发率高,将有淘汰
趋势;其次在未有明确病原诊断和应用指征之前,绝不要将利福

平作为抗生素应用于经验性治疗。

（3）支持治疗：心理、营养和各器官功能支持与维护十分重要。呼吸衰弱患者应不失时机地建立人工气道和机械通气支持。经人工气道采集下呼吸道标本为确定可靠病原学诊断提供了便利途径，应充分利用。

（4）重建免疫机制：应根据免疫损害类型采取相应补充或替代治疗。但细胞免疫损害尚乏良策，药物所致者当停用药物。有报道称艾滋病（AIDS）并发重症卡氏肺孢子虫肺炎（PCP）加用激素可降低病死率，推测与其抑制介质释放、阻断"炎症瀑布"及其损伤有关。在其他原因 ICH 和别种病原体肺炎激素是否有同样作用尚无研究。

# 老 年 性 肺 炎

## 什么是老年性肺炎

老年性肺炎是指年龄大于 65 岁老人所患的肺炎。因老年人的生理功能下降,或患有其他基础疾病,使老年性肺炎具有以下特点。

(1) 发病率和死亡率高:美国的一项统计发现 1921—1930 年发生的 44 684 例肺炎中,80 岁以上患者肺炎的发病率是 20 岁患者发病率的 5 倍,死亡率几乎是 100%。我国统计发现老年尸检的死因中,肺炎由 20 世纪 50 年代的第 3 位升至 70 年代的第 1 位。老年性肺炎高发病率和高死亡率的原因,客观上是由于机体老化、呼吸系统解剖和功能的改变导致全身和呼吸道局部防御和免疫功能下降、各重要脏器功能减弱、患有多种慢性疾病,主观上与诊断延误和治疗措施不当有关。

(2) 起病隐匿:老年性肺炎的起病,最常见的表现为健康状况逐渐恶化,如食欲下降、厌食、疲倦、尿失禁、头晕、意识模糊、精神萎靡等非特异性改变。另外的表现是基础疾病的突然恶化或恢复缓慢。

(3) 症状不典型:老年性肺炎常无咳嗽、咳痰、发热、胸痛等症状。老年患者咳痰无力,痰多是白色或黄色脓性,容易与慢性支气管炎和上呼吸道感染相混淆。常见的症状是呼吸增快、呼吸困难,但是全身中毒症状明显,少数老年性肺炎甚至以胃肠道症状为突出表现。

(4)体征无特异性:老年性肺炎患者的典型肺实变体征少见。

(5)并发症多:老年性肺炎的并发症多与慢性基础疾病有关。常见的并发症有休克、败血症或脓毒血症、心律失常、水电解质紊乱、酸碱失衡、呼吸衰竭、心力衰竭及多器官功能衰竭,成为老年性肺炎的重要死因。

## 老年性肺炎的易患因素有哪些

(1)老年人呼吸道解剖结构变化:老年人呼吸道可发生的解剖结构变化有鼻腔黏膜和支气管黏膜萎缩,支气管软骨钙化或骨化、纤毛运动减弱,终末细支气管上皮细胞退变;肺泡管扩张,肺泡扩大、破裂;肺泡毛细血管变窄或断裂、肺泡毛细血管床减少,肺弹性回缩力下降。上述解剖结构和肺功能的变化可导致呼吸道保护性反射减弱,使得病原体容易进入老年人的下呼吸道。

(2)免疫功能下降:老年人外周血 T 淋巴细胞数量仅为青年人的 70%～75%,且其功能发生异常;B 淋巴细胞分泌特异性抗体的能力下降,呼吸道分泌 IgA 下降,使得病原菌更容易侵入呼吸道黏膜。另外中性粒细胞趋化能力下降、黏附能力增高,补体活性、血浆纤维蛋白结合素含量下降等因素也是容易导致病原

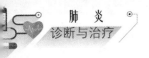

菌进入下呼吸道的原因。

（3）口咽部细菌定植增加：人类口咽部含有多种细菌，正常情况下，唾液中的蛋白酶及分泌型 IgA 能阻止细菌在黏膜表面黏附。老年人呼吸道分泌型 IgA 下降，蛋白酶减少，口咽部寄生菌增加，加之老年人咽喉黏膜萎缩，感觉减退，引起吞咽困难，寄生菌容易被误吸进入下呼吸道。

（4）其他因素：老年人体弱多病，各系统、器官功能均下降，御寒能力降低，容易受凉。由于行动障碍或长期卧床及吞咽动作不协调、睡眠障碍，应用镇静剂，抑制呼吸，抑制保护性反射，易因误吸而导致肺部感染。心肌梗死或心力衰竭等老年卧床患者，活动受限，肺瘀血，气道分泌物不易排出，致使肺部感染不易痊愈，肺炎吸收缓慢或反复发作。

## 老年性肺炎的致病菌谱有哪些特点

肺炎链球菌是老年社区获得性肺炎最主要的致病菌。革兰阴性杆菌和金黄色葡萄球菌在老年社区获得性肺炎中占的比例较小，但较年轻人多见。非典型致病菌中支原体及衣原体肺炎在老年患者与年轻患者间无显著差别，但军团菌肺炎更易发生在老年人群中，且多为重症感染。呼吸道病毒特别是流感病毒在老年社区获得性肺炎中起重要作用，并可继发严重细菌感染。混合感染是老年社区获得性肺炎的另一个特点，可以占到 30% 左右。革兰阴性杆菌是老年医院获得性肺炎最主要的致病菌，其中以铜绿假单胞菌及肺炎克雷白杆菌最常见,金黄色葡萄球菌、肺炎链球菌和厌氧菌也比较常见。由于老年人基础疾病多、免疫功能低下,相对年轻人而言,真菌性肺炎的发病率也明显增高。

## 如何诊断老年性肺炎

单纯的老年原发性肺炎不难诊断,但某些老年患者,特别是体弱多病者,有时呼吸道症状不明显而首先出现恶心、呕吐、腹痛、腹泻等消化道症状或意识障碍、神志恍惚、嗜睡、昏迷、食欲减退、厌食等非呼吸道感染的症状,极易漏诊或误诊,有的老年性肺炎以休克为突出表现,诊断更为困难。所以要充分重视老年性肺炎的隐匿性和不典型性表现,对其保持足够的警惕。当老年患者出现一般原因不能解释的症状时,要及时进行各项检查,包括临床体检、胸部 X 线或 CT 检查以及各种实验室检查,早期发现,及时治疗。

## 老年性肺炎如何治疗

在治疗老年性肺炎时,要特别注意兼顾老年患者的基础疾病,药物及其剂量的确定要考虑药代动力学增龄后的改变,由于老年人药物不良反应的发生率增加,用药后要密切观察,并保护

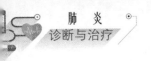
重要脏器的功能。

（1）一般治疗：老年性肺炎一经确诊即应住院治疗，对发热、摄入量不足的患者需适当补液，维持水、电解质及酸碱平衡，同时积极治疗基础疾病如糖尿病、心力衰竭、心律失常等。

（2）对症治疗：胸痛、发热患者要予以适当的解热镇痛药物，以免诱发心律失常、心力衰竭等并发症，但也要注意避免应用大剂量的解热镇痛药，防止大汗淋漓而发生虚脱或造成消化道出血。咳嗽痰多者可适当应用平喘和祛痰药，以利于解除支气管痉挛和痰液稀释排除，但要避免强效镇咳药，防止抑制咳嗽中枢。

（3）抗菌药物的应用：确诊老年性肺炎后，正确选用抗生素是治疗的关键。抗生素的使用要及时、足量，必要时联合用药，并适当延长疗程。初期可进行经验性治疗，明确致病菌后，根据药物敏感试验和经验性治疗的效果来决定抗生素的调整。老年性肺炎抗生素的使用要根据病情，个体化用药，如患者不是高龄、健康状况较好、没有严重的慢性疾病和重要脏器的功能不全，可选用一般的抗生素，在体温、血象正常，痰液变白后的3～5天可停药观察。如患者高龄、基础状况差、伴有严重的基础疾病和肺炎并发症，要选用强效广谱抗生素或联合用药，以尽早控制感染，这类老年性肺炎患者治疗疗程可适当延长，在体温、血象、痰液正常5～7天后可停药观察。在整个治疗过程中要复查胸部X线，以便了解肺部炎症的变化。

治疗过程中要加强对患者的监护，及时处理各种并发症。当老年性肺炎患者出现严重的并发症和中毒症状时，要密切监护,加强治疗,必要时收入呼吸监护病房。保持气道通畅,及时发现、纠正严重的低氧血症和二氧化碳潴留,有指征的患者及时应用机械通气,密切监测和及时纠正休克、心力衰竭、心律失常,并予以良好的营养支持。

## 老年性肺炎患者用药时有哪些注意事项

临床治疗老年性肺炎患者选用抗生素及呼吸系统药物时,要注意老年人因老龄化引起的生理学改变所导致的药物代谢动力学的改变,可能导致药物对肺炎的疗效不佳和不良反应增加,且老年人常患有多种疾病,自身稳定和调节功能下降,平时常应用多种药物,这些因素共同作用的结果常增加药物对器官功能的损伤和药物之间复杂的相互作用,所以要详细了解老年肺炎患者的基础疾病和所用药物的相互影响,确保药物治疗的有效性和安全性。另外,老年人的肝、肾功能大多衰退,用药期间要密切监测血药浓度,高龄患者禁用氨基糖苷类抗生素,对肾功能有轻度影响的药物也要避免大剂量长期使用。

## 如何避免老年性肺炎的发生

(1) 老年人要保证饮食均衡、营养充足,在饮食上选择高蛋白、高碳水化合物的低脂肪食物以及富含维生素 A、维生素 C 的

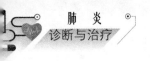

蔬菜水果,如适当多吃些鲜鱼、瘦肉、牛羊肉、鸡肉及鸡蛋、花菜、胡萝卜、番茄、苹果、香蕉、梨等。

(2) 适当锻炼以增强体质,室内要通风、换气,多进行户外活动,根据气温的变化增减衣服,避免受凉。平常要适当加强耐寒锻炼,避免淋浴受凉、醉酒、过度疲劳等诱因。

(3) 有慢性病的老年人要积极治疗原有慢性病,如慢性气管炎、慢性鼻炎、慢性鼻窦炎、慢性咽喉炎、慢性牙周炎等,以清除呼吸道感染的隐患。

(4) 对于长期卧床的老年人要加强护理,经常变换体位、拍背排痰,以免发生坠积性肺炎。

(5) 在流感季节要避免去人多拥挤的公共场所,有条件的可以注射肺炎疫苗、流感疫苗。

# 吸入性肺炎

吸入性肺炎系指吸入酸性物质、动物脂肪,或其他刺激性液体和挥发性的碳氢化合物后,引起的化学性肺炎。严重者可发生呼吸衰竭或呼吸窘迫综合征。

## 吸入性肺炎有哪些临床表现

患者常有吸入诱因史,迅速发病,多于 1～3 小时后出现症状。临床表现与诱发因素有关,如由于气管-食管瘘引起的吸入性肺炎,则每于进食后出现痉挛性咳嗽、气急。在神志不清的情况下,吸入时常无明显症状,但 1～2 小时后可突然发生呼吸困难,迅速出现发绀和低血压,常咳出浆液性泡沫状痰,可带血,两肺闻及湿啰音,可伴哮鸣音。严重者可发生呼吸窘迫综合征。

胸部 X 线示于吸入后 1～2 小时即能见到两肺散在不规则片状边缘模糊阴影,肺内病变分布与吸收时体位有关,常见于中下肺野,右肺为多见。发生肺水肿时,则两肺出现的片状、云絮

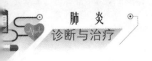

状阴影融合成大片状,从两肺门向外扩散,以两肺中内带较为明显,与心源性急性肺水肿的 X 线表现相似,但心脏大小和外形正常,无肺静脉高压征象。

## 吸入性肺炎的发病原因如何

临床上吸入胃内容物,由于胃酸引起的肺炎较吸入碳氢化合物液体为多见,且更为重要。煤油、汽油、干洗剂、家具上光剂等有时可误吸,多见于儿童。正常人由于喉保护性反射和吞咽的协同作用,一般食物和异物不易进入下呼吸道,即使少量误吸,亦可通过咳嗽排出。在神志不清时,如全身麻醉、脑血管意外、癫痫发作、酒精中毒、麻醉过量或服镇静剂后,防御功能减弱或消失,异物即可吸入气管;食管病变,如食管失弛缓症、食管上段癌肿、咽食管憩室(Zenker 憩室),导致食管下咽不能全部入胃,反流入气管;各种原因引起的气管食管瘘,食物可经食管直接进入气管内;医源性因素,如胃管刺激咽部引起呕吐,气管插管或气管切开影响喉功能,抑制正常咽部运动,可将呕吐物吸入气道。老年人反应性差,更易发生吸入性肺炎。

胃内容物吸入后,由于胃酸的刺激,产生急性肺部炎症反应,其严重程度与胃液中盐酸浓度、吸入量以及在肺内的分布情况有关。吸入胃酸的 pH≤2.5 时,吸入 25 ml 即能引起严重的肺组织损伤。动物实验中证实,吸入 pH<1.5 的液体 3 ml/kg 体重时可致死。吸入液的分布范围越广泛,损害越严重。

## 何谓新生儿吸入性肺炎

新生儿吸入性肺炎是指胎儿或新生儿在宫内、分娩过程中或出生后经呼吸道吸入异物(常见为羊水、胎粪、乳汁)引起的肺部炎症反应,为新生儿早期常见病、多发病之一,死亡率高。新生儿吸入性肺炎常发生于围生期胎儿宫内窘迫或发生过窒息的新生儿,此类患儿由于在分娩过程中产程长,胎盘或脐带原因影响胎儿血液循环,导致胎儿宫内缺氧,刺激胎儿呼吸中枢兴奋,出现喘息样呼吸,致羊水或胎粪吸入。也有少数患儿是由于喂养不当导致乳汁吸入而致。剖宫产的新生儿口腔未经产道的挤压,呼吸道的羊水含量较自然分娩的多,如果清理不及时、彻底,发生新生儿吸入性肺炎的机会就会增加。

## 引起小儿乳汁吸入性肺炎的原因有哪些

(1) 吞咽障碍:未成熟儿吞咽反射不成熟,吞咽动作不协调,易发生乳汁吸入。脑部损伤或颅神经病变也可使吞咽反射迟钝或不全,乳汁在咽部排空时间延长。有时因咽部神经肌肉不协调,吞咽时乳汁部分进入食管,部分由鼻腔流出,部分吸入呼吸道,而引起肺炎。

(2) 食管畸形:食管闭锁时乳汁不能从食管进入胃内,停留

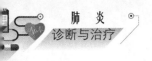
在咽部和唾液一起被吸入肺部。

（3）食管功能不全：乳汁进入食管后反流至咽部，然后吸入至气管。

（4）严重腭裂、兔唇：腭裂一般不影响吞咽，但严重缺损者吮乳困难，可引起吸入。

## 吸入性肺炎的诊断需做哪些检查

对于容易发生误吸的患者，当突然出现呼吸困难、伴或不伴刺激性咳嗽，出现呼吸衰竭时，首先怀疑本病。以下检查有助于诊断。

（1）血常规：白细胞增多，中性粒细胞比例增加。病情较重、全身情况较差，或合并革兰阴性杆菌感染的患者，白细胞总数可能正常或降低。

（2）血气分析：一般表现为低氧血症。

（3）胸部 X 线：吸入后 1～2 小时即能见到两肺散在不规则、片状、边缘模糊阴影，肺内病变分布与吸收时体位有关，常见于中下肺野，右肺为多见。发生肺水肿则两肺出现的片状、云絮状阴影融合成大片状，从两肺门向外扩散，以两肺中内带为明显，与心源性急性肺水肿的 X 线表现相似，但心脏大小和外形正常，无肺静脉高压征象。

（4）支气管镜：在气管或支气管内看到食物颗粒和其他胃内容物有诊断价值。

# 吸入性肺炎如何治疗

(1) 紧急处理:紧急情况下,立即给予高浓度氧气吸入,应用纤维支气管镜或气管插管吸出异物,必要时应用机械通气治疗急性呼吸窘迫综合征。注意纠正低血容量,为避免左心室负担过重和胶体液渗入肺间质,可使用利尿剂。

(2) 抗感染治疗:针对性使用抗生素。在医院外发生吸入性肺炎的患者,一般有厌氧菌感染,医院内吸入性肺炎一般涉及多种微生物,包括革兰阴性杆菌、金黄色葡萄球菌以及厌氧菌。对于厌氧菌感染,常用药物为克林霉素 600 mg 静脉注射,每 6～8 小时 1 次,也可选择甲硝唑合用克林霉素。对于医院内吸入性肺炎,革兰阴性杆菌和金黄色葡萄球菌是混合性感染中的最主要成分。这些微生物易于从咳出的痰培养中发现,体外药物敏感试验有助于抗生素的选择。对于危重病例的抗生素经验性使用为氨基糖苷类或环丙沙星联合下述药物中的 1 种:第三代头孢菌素、亚胺培南、抗假单胞的青霉素或 β-内酰胺与 β-内酰胺酶抑制剂复合制剂(如替卡西林＋克拉维酸)。对青霉素过敏的患者可选用氨曲南＋克林霉素。

因吸入中性液体或颗粒性物质引起下气道机械性阻塞时(如溺水者、严重意识障碍患者吸入非酸性胃内容物或喂进的食物等),需立即行气管吸引。颗粒性物质也可能停留在下气道内,最常见的物体是植物性食物(如花生米),这种事故常见于口

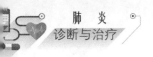

腔尚在发育阶段的儿童,但成年人也能发生,特别是在吃饭时吸
入肉食,症状取决于物体大小及气道的直径。气道高位阻塞可
产生急性窒息,往往出现失音和迅速死亡。较远端的气道阻塞
会造成刺激性慢性咳嗽,常伴阻塞性的肺部反复感染。胸部 X
线检查在呼气时可清楚看到患侧肺脏膨胀不全或膨胀过度,部
分阻塞时心脏阴影在呼气时向健侧移动。同一肺段有反复肺实
质感染时也要高度怀疑吸入性病因。

## 如何预防吸入性肺炎

预防吸入性肺炎的主要措施是防止食物或胃内容物吸入,
如手术麻醉前应充分让胃排空,对昏迷患者可采取头低及侧卧
位,尽早安置胃管,必要时作气管插管或气管切开。加强护理是
避免吸入性肺炎的重要措施。

## 口腔疾病与吸入性肺炎关系如何

已有很多研究发现口腔疾病与吸入性肺炎有较强的相关
性,长期卧床不起、生活不能自理、口腔卫生较差、牙周状况不理
想的老人,吸入性肺炎的发病率较高,做好口腔护理可降低老年
人肺炎发生的危险性。一些证据表明口腔是呼吸道感染的重要
途径,口腔内经常存在着多种细菌,可以通过呼吸作用吸入呼吸

道系统,进而引发肺炎。特别是牙齿间隙可以作为呼吸道病原体的定植地,在某些特殊的患者中,定植在口腔中的病原体就会通过呼吸道吸入导致肺部感染。

据有关研究表明,80%的吸入性肺炎是由于吸入口腔、咽部含有细菌的分泌物而引起的,这些分泌物大多是来自口腔疾病,最常见的是龋病,其次是牙周炎和牙龈炎。原因有两种:①由于喉头反射迟钝、胃肠道蠕动减慢、食管肌肉松弛导致呕吐后的胃内容物被吸入气管,其中混入大量细菌和胃酸,易引起吸入性肺炎,占吸入性肺炎的80%;②口腔内的病原菌常在深睡中随着唾液、痰液、食物残渣一起吸入气管,从而引起隐匿性吸入性肺炎。

老年人肺炎中因误吸而引起的吸入性肺炎的比例特别高,其原因是老年人脑血管障碍者多,主管吞咽反射、咳嗽反射的中枢如出现病变或障碍,便会导致吞咽反射、咳嗽反射障碍,不能排除进入气道的异物而引起误吸。患上述病症的老人,机体免疫力都不同程度地下降,身体各器官协调性差,口腔内的细菌易于引起呼吸系统的严重感染。对于卧床不起的老人,无论是住在医院或家中,护理者大多忙于照顾其日常饮食、排泄及体表卫生,很少顾及口腔卫生,而且老年人日常生活适应力、免疫力逐步下降,口腔的自净能力也随之减弱,由于不良的口腔卫生状况、不洁的假牙、龋洞和牙周间隙的感染,口腔往往成为种种病菌的密集场所,极易引发肺炎和支气管炎。

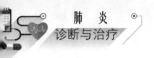

# 吸入性肺炎患者日常如何保健

　　吸入性肺炎是老年人的一种常见病,在就诊的老年肺炎患者中占 20%左右,常发生在睡眠中。这是因为老年人吞咽功能下降,反应比较迟钝,如果刚吃过饭就睡觉,则食物反流进入肺部的可能性增加。如果带有胃酸的食物反流到肺部,还会对肺产生化学性损伤,使其容易受到细菌感染,甚至造成窒息。因此,老年人要改变吃饱就睡的习惯,饭后最好散步或轻微活动 15～30 分钟。睡眠时不宜采用平卧位,应采用头部稍微抬高的右侧卧位或半侧卧位,以避免分泌物倒流进入气管及支气管内。对于长期因病卧床的老年人,家人在喂食时要注意不要让食物误进入气管,造成老年吸入性肺炎。据日本科研人员报道,加强老年人的口腔卫生护理可显著降低肺炎发病率、患肺炎后的发热时间以及肺炎的死亡率。据研究统计,进行口腔护理的患者,吸入性肺炎的患病率可能下降 1/3。

　　另外,假牙镶配者的吸入性肺炎护理和普通患者的吸入性肺炎护理有所不同。统计发现,即使假牙制作再精良,也难做到 100%贴合口腔;中老年人唾液少、黏度低,牙槽骨的逐年变形都会导致假牙松动;戴假牙吃饭时,食物残渣塞入假牙与牙床间,不敢咀嚼,直接影响进食;如果牙槽骨严重吸收低平,假牙更加无法戴牢。因此,医学界一致认为假牙镶配者的吸入性肺炎部分是由于镶配假牙且护理不当间接引起的,所以就需要有针对性和专业性的护理。

# 肺炎链球菌肺炎

什么是肺炎链球菌肺炎

链球菌是化脓性球菌中常见的一大类细菌,为链状或者成双排列的革兰阳性球菌,广泛分布于自然界和人类的上呼吸道、胃肠道、泌尿道及生殖道中。其种类繁多,且大多不致病,致病者可引起各种化脓性炎症,常见的有猩红热、丹毒等,以及链球菌感染后的变态反应性疾病,如风湿热、肾小球肾炎等。链球菌中的致病菌主要为 A 族,亦称化脓性链球菌,可引起人类肺炎。

肺炎链球菌肺炎是由肺炎链球菌所引起的肺实质性炎症。通常起病急骤,以高热、寒战、咳嗽、血痰及胸痛为特征,在胸部 X 线中呈肺段或肺叶急性炎性实变。近年来因为抗菌药物的广泛应用,使本病的起病方式、症状以及 X 线改变均不典型。

肺炎链球菌肺炎如何发病

肺炎链球菌,旧称肺炎双球菌或肺炎球菌,为革兰阳性双球菌,属链球菌的一种。根据肺炎链球菌荚膜特异性多糖抗原分型,目前丹麦分 84 型[丹麦血清是被世界卫生组织(WHO)认可

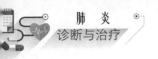

的唯一抗血清来源]，美国分 86 个血清型。我国曾在 20 世纪
80 年代进行全国范围致病菌型调查，从血、脑脊液和中耳分泌物
分离的菌株以 5 型最多，其次为 6、1、19、23、14、2、3 型等，以
第 3 型毒力最强，儿童则多为 6、14、19 及 23 型。肺炎链球菌可
引起大叶性肺炎，皆为原发性，婴幼儿时期偶可发生，多见于 3 岁
以上小儿，年长儿较多，此时机体防御能力逐渐成熟，能使病变
局限于一个肺叶或一个节段而不致扩散。气候骤变时机体抵抗
力降低，发病较多，冬春季多见，可能与呼吸道病毒感染流行有
一定关系。肺炎链球菌表面蛋白与人鼻咽部上皮细胞表面受体
结合、黏附而定植于上呼吸道是肺炎链球菌肺炎的发病基础。
肺炎链球菌进入下呼吸道后，在肺泡内繁殖，引起炎症浸润和渗
出，肺泡渗出液中的细菌经过 Kohn 孔邻近的肺泡和细支气管扩
散，由于肺叶段间胸膜的阻断作用而使病变呈叶段分布。

## 肺炎链球菌肺炎的临床表现如何

（1）症状：起病前常有受凉、淋雨、疲劳、醉酒、病毒感染史，
多数有上呼吸道前驱症状，起病多急剧。突发高热、寒战、肌肉
酸痛、纳差、疲乏和烦躁不安，体温可高达 40 ℃～41 ℃。呼吸达
40～60 次/分，呼气呻吟，鼻扇，面色潮红或发绀。可有患侧胸
部疼痛，放射至肩部或腹部，疼痛随呼吸或咳嗽加重，类似急腹
症表现，患者多卧于病侧。最初数日多咳嗽不重，无痰，后可有
痰呈铁锈色。早期多有呕吐，少数患者有腹痛，有时易误诊为阑

尾炎,幼儿可有腹泻。轻症者神志清醒,少数患者出现头痛、颈强直等脑膜刺激症状,重症时可有惊厥、谵妄及昏迷等中毒性脑病的表现,常被误认为中枢神经系统疾病,严重病例可伴发感染性休克,甚至有因脑水肿而发生脑疝者。较大儿童可见唇部疱疹。

(2) 胸部体征:早期只有轻度叩诊浊音或呼吸音减弱,病程第2～3日肺实变后有典型叩诊浊音、语颤增强及管性呼吸音等,消散期可听到湿啰音。少数病例始终不见胸部异常体征,确诊须靠 X 线检查。发生败血症时可有肝大、黄疸、皮肤黏膜出血点。

(3) X 线检查:早期可见肺纹理加深或局限于一个节段的浅薄阴影,以后有大片均匀致密阴影,占全肺叶或一个节段,经治疗后逐渐消散。可见肺大泡,少数病例出现胸腔积液。值得指出的是在肺部体征出现之前,即可能用 X 线检查查出实变。多数患儿在起病3～4周后 X 线阴影消失。

本病自然病程大多在第5～10日体温骤退,可在 24 小时内下降 4 ℃～5 ℃,低到 35 ℃左右时,可见大汗及虚弱,类似休克状态。早期应用抗生素治疗者可于1～2日内退热,肺部体征约1 周左右消失。

## 肺炎链球菌肺炎有哪些病理表现

病理表现以肺泡炎为主,很少涉及肺泡壁或支气管壁的间

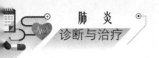

质。一般多局限于一个肺叶或其大部分,偶可同时发生于几个肺叶,右上叶或左下叶最为多见。未经治疗的病肺最初显著充血,第2～3日肺泡内含纤维素渗出物、大量红细胞和少量中性粒细胞,以及大量肺炎链球菌,此时称红色肝变期。第4～5日肺泡内充满网状纤维素,网眼中有大量中性粒细胞及单核细胞,红细胞渐消失,肺叶由红色转变为灰色,又称灰色肝变期。消散期白细胞大量破坏,产生蛋白溶解酶,渗出物中的纤维素被溶解。

## 肺炎链球菌肺炎应与哪些疾病相鉴别

　　如早期缺乏咳嗽和胸部体征,易与其他急性感染性疾病相混淆。如同时有呕吐、头痛、谵妄或惊厥等体征,则应与中枢神经系统传染病及中毒型菌痢相区别,急需 X 线检查以确定诊断。有时腹痛和呕吐很明显,特别在右下叶发生肺炎时,可刺激膈肌以致在右下腹也出现腹痛,很像急性阑尾炎,鉴别时应注意肺炎患者的腹部压痛不限于右下腹,腹肌痉挛可在轻缓的压力下消失,并无深层压痛,此外患肺炎链球菌肺炎时,体温和白细胞总数一般均较急性阑尾炎更高。支气管结核合并肺段病变或干酪性肺炎的体征与 X 线检查所见可与肺炎链球菌肺炎相似,但发病较缓,肺部阴影消失缓慢,结核菌素试验阳性,有助于结核诊断。此外,本病还应与其他病原引起的肺炎如肺炎杆菌肺炎、支原体肺炎相鉴别。

## 肺炎链球菌肺炎的实验室检查有何表现

白细胞及中性粒细胞明显增高,白细胞总数可达 $20 \times 10^9/L$ 以上,偶尔达 $50 \times 10^9 \sim 70 \times 10^9/L$,但也有少数患者的白细胞总数低下,常示病情严重。气道分泌物、血液、胸腔积液培养可获肺炎链球菌。此外,可采取血、尿标本用对流免疫电泳法(counterimmonelectrop horesis, CIE)、隐球菌多糖荚膜抗原(LA)等方法检测肺炎链球菌荚膜抗原,用放射免疫、杀菌力试验和酶联免疫吸附试验(enzyme linked immunosorbent assay, ELISA)等方法测定肺炎链球菌抗体作辅助诊断。尿检查可见微量蛋白,C反应蛋白往往呈阳性。

## 肺炎链球菌肺炎如何治疗

由于绝大多数肺炎链球菌菌株仍对青霉素很敏感,一般用青霉素 G 可迅速治愈。常用剂量为每日每千克体重 5 万～10 万 U,或每日 60 万～100 万 U 甚至更多,分次肌内注射或静脉给药。青霉素过敏的患者可静脉注射红霉素每日每千克体重 100 mg,好转后可改为口服。治疗应持续 1～2 周,或完全退热后 3～5 日。如青霉素用药后 2～3 日病情未见好转,应考虑偶见的抗青霉素菌株而改用其他抗菌药物,可根据咽拭子培养出的肺炎链球菌

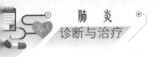

敏感试验结果而改用其他药物。由于小儿肺炎常常不能在 24 小时内做出特异性病原诊断,因而可使用广谱抗生素来治疗不明致病菌的肺炎,近年来多应用一代和二代头孢菌素如头孢唑啉、头孢噻吩、头孢呋辛钠等。对出现感染性休克或脑水肿、脑疝的病例,应按感染性休克或颅内高压症进行抢救。对晚期就诊者必须注意较常见的并发症,如脓胸、肺脓肿、心包炎、心肌炎及中毒性肝炎,而给予适当的治疗。脓胸者需穿刺抽脓。肺炎链球菌并不产生真正的外毒素,荚膜多糖抗原也不会引起组织坏死,因而肺炎链球菌肺炎愈后通常不会遗留肺损伤,但是多叶肺炎遗留在肺中的瘢痕偶可引起慢性限制性肺疾患。

(1) 抗菌药物治疗:一经诊断即应给予抗菌药物治疗,不必等待细菌培养结果。首选青霉素 G,用药途径及剂量视病情轻重及有无并发症而定:对于成年轻症患者,每日可用 240 万 U,分 3 次肌内注射,或用普鲁卡因青霉素每 12 小时肌内注射 60 万 U;病情稍重者,宜每日用青霉素 G 240 万~480 万 U,分次静脉滴注,每 6~8 小时 1 次;重症及并发脑膜炎者,可增至每日 1 000 万~3 000 万 U,分 4 次静脉滴注;对青霉素过敏者,或耐青霉素,或多重耐药菌株感染者,可用呼吸喹诺酮类、头孢噻肟或头孢曲松等药物,多重耐药菌株感染者可用万古霉素、替考拉宁等。

(2) 支持疗法:患者应卧床休息,注意补充足够的蛋白质、热量及维生素。密切监测病情变化,注意防止休克。剧烈胸痛者,可酌用少量镇痛药,如可卡因 15 mg。不用阿司匹林或其他解热药,以免过度出汗、脱水及干扰真实热型,导致临床判断错误。鼓励每日饮水 1~2 L,轻症患者不需常规静脉输液,确有失水者可输液,保持尿相对密度(比重)在 1.020 以下,血清钠保持在 145 mmol/L 以下。中等或重症患者($PaO_2<60$ mmHg 或有发绀)应给氧。若有明显麻痹性肠梗阻或胃扩张,应暂时禁食、禁饮和胃肠减压,直至肠蠕动恢复。烦躁不安、谵妄、失眠者酌用地西泮 5 mg 或水合氯醛 1~1.5 g,禁用抑制呼吸的镇静药。

(3) 并发症的处理:经抗菌药物治疗后,高热常在 24 小时内消退,或数日内逐渐下降。若体温降而复升或 3 日后仍不降者,应考虑肺炎链球菌的肺外感染,如脓胸、心包炎或关节炎等。持续发热的其他原因尚有耐青霉素的肺炎链球菌(pencillin resistance to streptococcus pneumoniae, PRSP)或混合细菌感染、药物热或并存其他疾病。肿瘤或异物阻塞支气管时,经治疗后肺炎虽可消散,但阻塞因素未除,肺炎可再次出现。10%~20%的肺炎链球菌肺炎伴发胸腔积液,应酌情取胸腔积液检查做培养和药物敏感试验以确定其性质。若治疗不当,约 5%并发脓胸,应积极排脓引流。

# 肺炎链球菌肺炎有哪些并发症

未经适当治疗的患者可发生肺内质变、机化性肺炎、急性浆液性纤维蛋白性胸膜炎、脓胸、关节炎、脑膜炎、心肌炎、化脓性心包炎等。败血症患者可并发感染性休克、弥散性血管内凝血(disseminated intravascular coagulation, DIC)。抗生素治疗后

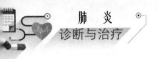
并发症已少见。

## 如何预防肺炎链球菌肺炎

在某些国家和地区,易发肺炎链球菌感染的高危人群(包括小儿,尤其是患有镰状细胞病的儿童最易感染)试用多价肺炎链球菌多糖疫苗预防,认为有效,目前仍在继续研究中。我国使用的肺炎链球菌疫苗为"23 价肺炎球菌多糖菌苗"(纽莫法 23),该疫苗是将肺炎链球菌杀死,提取其荚膜多糖制成,接种后诱发产生抗体,能有效预防肺炎链球菌肺炎和败血症。该疫苗包含了主要引起肺炎和败血症的 23 种肺炎球菌,对 90% 的肺炎球菌产生免疫力,故称"23 价"。该疫苗经 1 次注射后,15 日产生保护性抗体,保护期至少持续 5 年,必要时可在 1 次注射后第 6 年再次注射。

# 葡萄球菌肺炎

## 什么是葡萄球菌肺炎

　　葡萄球菌肺炎是由葡萄球菌所引起的急性肺部化脓性感染。起病多急骤,病情较重,常发生于免疫功能已经受损的患者,如糖尿病、血液病(白血病、淋巴瘤、再生障碍性贫血等)、艾滋病、肝病、营养不良、酒精中毒以及原已患有支气管肺病者。患者可出现高热、寒战、胸痛,痰为脓性、量多,带血丝或呈粉红色乳状等全身毒血症表现、病情重笃者可早期出现周围循环衰竭。医院内感染病例起病稍缓慢,但亦有高热、脓痰等。胸部 X 线显示肺段或肺叶实变,或呈小叶样浸润,其中有单个或多发的液气囊腔。皮肤感染灶(痈、疖、毛囊炎、蜂窝织炎、伤口感染)中的葡萄球菌亦可经血液循环而产生肺部感染,细支气管往往因受阻而伴发气囊肿,尤多见于儿童患者。脓肿可以溃破引起气胸、脓胸或脓气胸,有时还伴发化脓性心包炎、胸膜炎等。

## 葡萄球菌有哪些特性

### 1. 致病性

葡萄球菌能分泌34种外排蛋白,包括各种酶和毒素,与其致

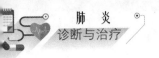

病性有一定关系。凝固酶能使血浆或体液中的纤维蛋白附着于葡萄球菌的菌体表面,成为一种纤维性外衣,保护细菌不易被吞噬细胞吞噬、消化,使葡萄球菌的毒素或其他酶得以发挥作用。葡萄球菌毒素有 α、β、γ、δ 及 ε 溶血素,其中以 α 和 β 溶血素最为常见,它们具有溶血作用,可引起白细胞增多、血小板溶解,使组织坏死,作用于人和哺乳动物的丘脑,具有致死作用。葡萄球菌还能产生肠毒素、杀白细胞素、剥脱性毒素和中毒性休克毒素(toxic shock syndrome toxin, TSST),它们分别可以引起食物中毒、破坏白细胞、侵犯皮肤引起猩红热综合征和休克。葡萄球菌尚产生溶菌酶和透明质酸酶、蛋白酶、过氧化氢酶、纤溶酶、脂肪酶、核酸酶等。细胞外多糖作为一种黏附素,使细菌易于与导管和植入物黏附,是该类细菌好发于血管内装置和植入物医院感染的重要因素。

2. 耐药性

20 世纪 60 年代以前青霉素是治疗葡萄球菌最有效的抗生素,而目前上海和北京地区临床分离株中约 90% 由于产生 β-内酰胺酶(青霉素酶)而对青霉素耐药。20 世纪 60 年代初发现的耐甲氧西林金黄色葡萄球菌(methicillin-resistant staphylococcus aureus, MRSA)对临床用 β-内酰胺类药物均耐药,20 世纪 80 年代庆大霉素还是治疗 MRSA 感染的有效药物,目前 MRSA 对庆大霉素的耐药率已经超过 50%。20 世纪 80 年代末葡萄球菌对喹诺酮类药物高度敏感,曾作为治疗 MRSA 感染的保留用药,但现在 80% 以上的 MRSA 和耐甲氧西林表皮葡萄球菌(MRSE)对喹诺酮类耐药。凝固酶阴性葡萄球菌的耐药性与金黄色葡萄球菌相似,除万古霉素、去甲万古霉素等糖肽类和利福平外,大医院中临床分离株对常用抗菌药物的耐药率>50%。自1996年日本分离到2株对万古霉素敏感性降低的金黄色葡萄球菌以来,美国和法国均有一些病例发现,我国目前尚未见报道,但值得关注。与有些细菌耐药株毒力降低不同,MRSA与甲氧西林敏感金黄色葡萄球菌(MSSA)具有同等致病性。葡萄球菌的耐药机制如下。

(1)产生灭活酶和修饰酶:葡萄球菌产生的青霉素酶可破坏多种青霉素类抗生素,产酶量高的某些菌株可表现为对苯唑西林耐药。产生氨基糖苷类修饰酶可灭活氨基糖苷类,使菌株表现为对氨基糖苷类耐药。葡萄球菌还可产生乙酰转移酶灭活氯霉素而使其耐药。

(2)靶位改变:青霉素结合蛋白(penicillin binding protenins, PBP)是葡萄球菌细胞壁合成的转肽酶,葡萄球菌有4种PBP,甲氧西林耐药葡萄球菌的染色体上有mecA基因,编码产生一种新的青霉素结合蛋白PBP2a, PBP2a与β-内酰胺类抗生素的亲和力低,能在高浓度β-内酰胺类环境中维持细菌的胞壁合成,使细菌表现为耐药。耐甲氧西林的金黄色葡萄球菌和表皮葡萄球菌的耐药机制相同,这些耐药菌除对甲氧西林耐药外,对所有青霉素类、头孢菌素类和其他β-内酰胺类抗生素均耐药,同时对喹诺酮类、四环素类、某些氨基糖苷类抗生素、氯霉素、红霉素、林可霉素耐药率也很高(>50%)。DNA旋转酶靶位改变和拓扑异构酶Ⅳ变异是葡萄球菌对喹诺酮类抗生素耐药的主要机制。此外,葡萄球菌还可改变磺胺类药等叶酸抑制剂、利福平、莫匹罗

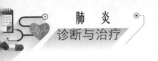

星、大环内酯类和林可霉素类等的作用靶位而对这些抗菌药
耐药。

（3）外排作用：葡萄球菌可排出胞内的四环素类、大环内酯
类和克林霉素而对这些药物耐药。

## 葡萄球菌肺炎有哪些病理生理表现

经呼吸道吸入的肺炎常呈大叶性分布或呈广泛的、融合性
的支气管肺炎。支气管及肺泡破溃可使气体进入肺间质，并与
支气管相通。当坏死组织或脓液阻塞细支气管时，形成单向活
瓣作用，产生张力性肺气囊肿；浅表的肺气囊肿若张力过高，可
溃破形成气胸或脓气胸，并可形成支气管胸膜瘘；偶可伴发化脓
性心包炎、脑膜炎等。皮肤感染灶(疖、痈、毛囊炎、蜂窝织炎、伤
口感染)中的葡萄球菌可经血液循环抵达肺部，引起多处肺实
变、化脓及组织破坏，形成单个或多发性肺脓肿(血源性感染)。
儿童患流感或麻疹时，葡萄球菌可经呼吸道而引起肺炎，若治疗
不当，病死率甚高。

## 葡萄球菌肺炎的临床表现如何

葡萄球菌肺炎的临床表现没有特异性，根据患者年龄、健康
状况、感染途径的不同而有很大的差异。本病起病急，进展迅

速,毒血症状明显,寒战、高热,体温可达 39 ℃～40 ℃,可出现胸痛、呼吸困难、发绀,脓性痰、量多、痰中带血丝。病情严重者早期即可出现周围循环衰竭;院内感染者起病隐匿,体温逐渐上升;老年患者症状不典型;经血行播散引起的金黄色葡萄球菌肺炎以原发感染灶的症状和毒血症状为主而缺乏呼吸道症状。患者早期可无阳性体征且体征与严重的中毒症状和呼吸道症状不平行,听诊可闻及双肺部散在的湿啰音,病变范围较大或融合时可有肺实变体征,合并气胸或脓气胸时出现相应体征。

## 葡萄球菌肺炎的辅助检查有哪些表现

(1) 血常规:白细胞计数增高(可高达 $50 \times 10^9/L$)、中性粒细胞比例增加、核左移并有中毒颗粒。

(2) 胸部 X 线:可呈片状浸润或蜂窝状改变,可并发肺气囊肿、肺脓肿、化脓性胸膜炎、气胸、脓气胸等,肺浸润、肺脓肿、肺气囊肿和脓气胸是葡萄球菌肺炎尤其是金黄色葡萄球菌肺炎的四大 X 线特征。X 线阴影的易变性是金黄色葡萄球菌肺炎的重要特征,表现为一处炎性浸润消失而在另一处出现新的病灶,或很小的单一病灶发展为大片阴影。治疗有效时,病变消散,阴影密度逐渐减低,2～4 周后病变完全消失,偶可遗留少许条索状阴影或肺纹理增多等。

(3) 细菌学检查:痰液、胸腔积液、血液、肺穿刺组织培养出葡萄球菌是确诊的依据。

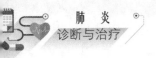
(4) 胞壁酸抗体:胞壁酸是存在于葡萄球菌外层的一种含磷复杂多聚体,可刺激机体产生相应抗体,胞壁酸抗体测定有助于病原学诊断。

## 如何诊断葡萄球菌肺炎

根据全身毒血症状、咳嗽、脓血痰、白细胞计数增高(可高达 $50\times10^9/L$)、中性粒细胞比例增加、核左移并有中毒颗粒,X 线表现为片状阴影可伴有空洞及气液平面,即可做出初步诊断,确诊有赖于痰的细菌培养阳性。

近年来由于抗生素的使用,金黄色葡萄球菌肺炎的诊断不应过分依赖于痰和血培养阳性。而其他葡萄球菌肺炎由于症状多不典型,且与其他病原菌所致肺炎的症状颇为相似,给临床诊断带来困难,故其确诊仍需病原学证据。

## 葡萄球菌肺炎如何治疗

应在早期将原发病灶清除引流,同时选用敏感抗菌药物。医院外感染的金黄色葡萄球菌肺炎,仍可用青霉素 G,轻症者每日 320 万 U,分 4 次肌内注射;重症者每日 1 000 万～2 000 万 U,分 4 次静脉滴注。对于院内感染和部分院外发病者,多为凝固酶阳性的金黄色葡萄球菌,90%以上产生青霉素酶,应给予耐酶的

β-内酰胺类抗生素,如苯唑西林、氯唑西林或萘夫西林。对青霉素耐药的菌株可能也对头孢菌素耐药,但仍可用头孢唑啉或头孢噻吩,每次4～8 g,每日1次,静脉滴注。对甲氧西林亦耐药的金黄色葡萄球菌(MRSA),可用万古霉素、利福平、复方磺胺甲唑(SMZ-TMP)、磷霉素、喹诺酮类以及阿米卡星治疗。万古霉素每次1～2 g,每日1次,静脉滴注,或替考拉宁首日0.8 g,以后每日0.4 g,静脉滴注。不良反应可见偶有静脉炎、皮疹、药物热、耳聋和肾损害等。并发脓胸、脑膜炎、心内膜炎以及肾、脑、心肌转移性脓肿时,每日可用青霉素1 000万～3 000万U,分4～6次静脉滴注,或用新青霉素,并对脓腔作适当引流。口服阿莫西林克拉维酸钾(奥格门汀),肌内注射或静脉滴注替卡西林钠克拉维酸钾(替门汀)或氨苄西林、舒他西林(优立新),亦都对产酶金黄色葡萄球菌有效,但这类药物昂贵,不作为首选用药。葡萄球菌肺炎是重症肺炎,需延长疗程,常为4～6周,甚至更长。

## 葡萄球菌肺炎的预后如何

葡萄球菌肺炎的多数患者经积极有效治疗后可康复,少数病情严重、伴有脓毒血症和严重并发症者预后不良。其病死率为30%～40%,造成死亡的主要原因是大多数患者伴有严重的并发症。抗生素治疗疗效慢,恢复期长。

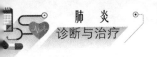

## 如何预防葡萄球菌肺炎

(1) 有皮肤、软组织感染者要积极治疗,切忌挤压疗疮,防止细菌侵入血液。

(2) 为避免医院内交叉感染,各种操作要严格遵守无菌操作规范。

(3) 有慢性疾病和免疫功能低下的患者需重点监护以预防控制交叉感染,加强支持治疗,摄入高蛋白、高热量、高维生素饮食。

(4) 有学者主张治疗葡萄球菌携带者:鼻咽拭子采样后,培养结果阳性的人予每日口服利福平 0.45～0.6 g,连服 5 日,或与其他敏感的抗菌药物合用,6～12 周后根据个体的具体情况,必要时重复一个疗程。亦有应用抗生素如杆菌肽或新霉素滴鼻液、莫匹罗星或杆菌肽软膏搽鼻前庭部局部治疗的报道。

# 肺炎克雷白杆菌肺炎

## 什么是肺炎克雷白杆菌肺炎

克雷白杆菌属为革兰阴性杆菌,兼性厌氧,常存在于人体的上呼吸道、肠道、粪便、感染的尿道口、口咽部等位置,是一种条件致病菌,主要有肺炎克雷白杆菌、臭鼻克雷白杆菌和鼻硬结克雷白杆菌。其中肺炎克雷白杆菌对人致病性较强,是重要的条件致病和医源性感染菌之一。肺炎克雷白杆菌引起的肺炎称为肺炎克雷白杆菌肺炎,多发生在医院内,占医院内革兰阴性杆菌肺炎的30%,多见于中老年人、营养不良者、慢性酒精中毒者、已有慢性支气管肺疾病者和全身衰竭的患者,死亡率高。

## 肺炎克雷白杆菌肺炎如何传播

院内工作人员的手、患者、慢性病菌携带者是肺炎克雷白杆菌的主要传染源。主要有如下几条传播途径。①手传播:主要是医院内的工作人员、家庭护理人员及其他人员的手;②器械传播:包括雾化器、呼吸机及其管路、气管插管、鼻饲管等;③咽部菌落定植:是克雷白杆菌最常见的定植部位;④肠道菌落定植:

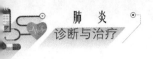

肠道杆菌咽部定植是重要的菌源。

## 肺炎克雷白杆菌肺炎的病理表现如何

肺炎克雷白杆菌引起肺脏大叶或小叶融合性的实变,以上叶病变多见,病变中渗出液黏稠,致使叶间隙下坠。肺组织坏死、液化,形成单个或多发性脓肿。病变累及胸膜及心包时,可导致渗出性或脓性积液。

## 肺炎克雷白杆菌肺炎的临床表现如何

(1) 症状:多见于中年以上男性,发病前多有上呼吸道感染病史或酗酒史。起病急,表现为寒战、高热,咳嗽、咳痰、呼吸困难或胸痛,可伴有气急、心悸。痰液呈黏稠性、无臭味、量多、带血、灰绿色或砖红色,胶冻状。砖红色黏胨状痰液是肺炎克雷白杆菌肺炎的特征性表现,但现在临床少见。部分患者早期就可能出现休克症状。

(2) 体征:急性病容,有明显的呼吸困难或者发绀,重症患者甚至可能出现全身衰竭、休克及黄疸征象。肺部检查可出现实变体征。

(3) 辅助检查:①血常规。白细胞及中性粒细胞增多,伴有核左移,白细胞减少提示预后不佳。②痰液检查。痰培养可有肺炎克雷白杆菌生长,但细菌数量较少的时候难以区分是肺炎的致病菌还是口咽部的寄生菌,采用支气管镜肺泡灌洗液、气管内吸引物等检查的结果较为可靠。③胸部 X 线检查。可以看到大叶实变、小叶浸润及脓肿形成,大叶实变以右上叶较常见,叶间隙呈弧形下坠,部分患者可能累及多个肺叶,近 50% 的患者可见有多发性蜂窝状脓肿形成。

## 如何诊断肺炎克雷白杆菌肺炎

此型肺炎的临床表现、辅助检查等缺乏特异性,虽然砖红色痰液是其特征性的表现,但临床较为少见。中老年身体衰弱患者有急性肺炎、严重中毒症状、血性黏稠痰者要考虑本病。病原学检查是确诊本病的唯一依据,也是将本病与其他细菌性肺炎相鉴别的重要方法。另外,本病要与急性肺脓肿、金黄色葡萄球菌肺炎及其他革兰阴性杆菌所引起的肺炎相鉴别。

## 肺炎克雷白杆菌肺炎如何治疗

(1) 抗感染治疗:可以选用 β-内酰胺酶类抗生素,重症患者需要联合氨基糖苷类或喹诺酮类抗生素。抗生素使用频度较低、耐药率低的地区或者药物敏感试验证明敏感菌感染,可以选用第三代头孢菌素或广谱青霉素;而在广泛使用第三代头孢菌素的地区,产超广谱 β-内酰胺酶的肺炎克雷白杆菌流行,且呈多耐药时,要选用碳青霉烯类抗生素。抗感染的疗程要在 14 日以上。

(2) 对症支持治疗:主要包括祛痰镇咳,通畅气道,吸氧,营养支持,纠正水、电解质及酸碱平衡失调等。

(3) 手术治疗:重症肺炎克雷白杆菌肺炎患者多有支气管扩张或慢性肺脓肿等不可逆的肺组织损伤,可以考虑手术治疗其基础疾病。

注意事项:此型肺炎患者的预后不佳,尤其老年人、有基础疾病或者合并败血症、休克、呼吸衰竭者,病死率高,应慎重处理。

# 厌 氧 菌 肺 炎

## 什么是厌氧菌肺炎

厌氧菌是下呼吸道感染中较为常见的病原体,通常所致肺部感染主要为吸入性肺炎,继而呈化脓性经过,形成肺脓肿或并发脓胸、支气管胸膜瘘。本病多见于 50 岁以上老年人和男性。临床表现差异甚大,可呈一般急性细菌性肺炎表现,患者通常有发热,偶有寒战,咳嗽,咳黄脓性恶臭痰,咯血,常伴有胸痛。临床上 62％～100％的吸入性肺炎系由厌氧菌所致。脓胸中厌氧菌占 25％～40％,个别高达 76％。由于标本采集困难,厌氧菌在细菌性肺炎中的确切比例并不十分清楚。一些研究显示,社区获得性肺炎中厌氧菌占 21％～33％,仅次于肺炎链球菌,居第二位;医院获得性肺炎中可达 35％,但也有人认为此数据可能明显高估了。

正常人的口腔、牙周、齿龈、鼻咽部、皮肤、消化道和生殖道均有大量厌氧菌寄居,它们与需氧菌一起共同组成人体的正常菌群,并维持相对稳定的体内微生态平衡。因此,肺胸膜的厌氧菌感染绝大多数为机体的内源性感染,患者本身为感染源。

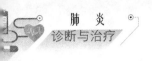
## 厌氧菌有哪些

(1) 厌氧球菌:包括革兰阳性消化链球菌、消化球菌、厌氧性链球菌和革兰阴性韦荣球菌属。消化链球菌在肺胸膜感染中尤为常见。

(2) 革兰阴性厌氧杆菌:革兰阴性厌氧杆菌在肺部厌氧菌感染中很常见。类杆菌属占第一位,其次是梭杆菌属,偶有纤毛菌属。类杆菌属中最常见的是脆弱类杆菌、产黑色素类杆菌、口腔类杆菌,梭杆菌属有核粒梭杆菌、坏死梭杆菌、多变梭杆菌和死亡梭杆菌。

(3) 革兰阳性无芽孢杆菌:包括短棒菌茵属、真杆菌属、乳杆菌属、放线菌属和双歧杆菌属。在肺部厌氧菌感染中常见的有真杆菌、短棒菌茵、迟缓优杆菌。

(4) 梭状芽孢杆菌:包括肉毒梭菌、产气荚膜梭菌、破伤风杆菌等,极少引起肺部感染。

## 厌氧菌肺炎的临床表现如何

本病多见于50岁以上老年人和男性。单纯性厌氧菌肺炎潜伏期为3～4.5日,肺脓肿或脓胸潜伏期一般需2周。临床表现差异甚大,可呈一般急性细菌性肺炎表现,患者通常有发热,偶有寒战、咳嗽、咳黄脓性恶臭痰、咯血,常伴有胸痛;也可以起病即呈亚急性、慢性经过或类似结核病的隐匿性感染。40％～60％的肺脓肿或脓胸患者可有体重下降或贫血，其中慢性肺脓肿或脓胸患者几乎都有消瘦、贫血，而在单纯性厌氧菌肺炎患者则极少出现(5％)；作为厌氧菌感染特征的恶臭脓痰或胸腔积液见于50％～70％的肺脓肿或脓胸患者，但单纯厌氧菌肺炎患者仅有4％咳恶臭脓痰。肺部体征表现为实变或胸腔积液征。慢性肺脓肿患者常有杵状指(趾)。

## 厌氧菌肺炎的辅助检查有何特征表现

(1) 血常规：外周血白细胞总数和中性粒细胞增高，其中以肺脓肿和脓胸升高尤为明显，平均分别达 $15×10^9/L$ 和 $22×10^9/L$，单纯肺炎者白细胞总数平均为 $13×10^9/L$，很少超过 $15×10^9/L$。

(2) 胸部 X 线检查：可见有沿肺段分布的均匀、浓密的实变影，多见于上叶后段、下叶背段。肺脓肿初形成时多呈圆形，内壁光滑，慢性肺脓肿时壁变厚、脓腔大小不一，小者直径仅为 1～1.5 cm，大者可达 13～15 cm，脓腔形态不规则，大多伴有气液平面。血行感染常为双侧性，片状、斑片实变影，下叶多见，可伴有脓胸或脓气胸。

## 厌氧菌肺炎的发病机制如何

在正常情况下，寄居于人体内的正常厌氧菌有益无害，而当

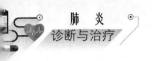

机体防御功能减弱时,寄居的正常菌群发生变化,厌氧菌离开原处转移到通常非寄居的组织器官,导致内源性感染。人体组织内氧化还原电势可阻止厌氧菌繁殖。在低免疫球蛋白血症、补体缺乏、中性粒细胞缺乏、细胞介导免疫缺陷等免疫损害时,宿主对厌氧菌感染的机会增多,因而推测皮肤黏膜的防御屏障损伤是厌氧菌感染和发病的关键。

厌氧菌肺炎的主要发病环节包括:上呼吸道菌群改变、异常定植、各种诱因导致吸入,以后者最为重要。牙周疾病(牙龈炎和牙周炎)是厌氧菌寄居的通常来源,牙龈腔电势为-300 mV 时,牙垢厌氧菌量可达 10 CFU/g,牙周疾病改变内源性菌群,增加厌氧菌寄殖。意识障碍、酗酒、脑血管意外、颅脑外伤、吸毒、全身麻醉、癫痫发作、吞咽困难、食管疾病、精神异常等为诱发吸入的常见原因。支气管狭窄、支气管新生物或其他原因的支气管阻塞、支气管扩张、肺栓塞等肺部疾病亦易并发厌氧菌感染。感染性血栓性静脉炎引起血源性栓塞致肺部厌氧菌感染、膈下脓肿,并引起同侧脓胸偶有所见。有研究表明,脆弱类杆菌的荚膜多糖在肺脓肿形成过程中起着重要作用,产黑色素类杆菌亦具有类似脆弱类杆菌的某些特征。动物实验发现,免疫调节性 T 细胞淋巴因子可与厌氧菌抗原发生特异性作用并调节脓肿形成。厌氧菌产生的挥发性短链脂肪酸与肺部厌氧菌感染恶臭痰形成可能相关。在酸性环境下,短链脂肪酸还抑制肺泡巨噬细胞和中性粒细胞的吞噬杀菌作用,这种作用无选择性,其他细菌因此也得到保护,故厌氧菌常与需氧革兰阴性杆菌和葡萄球菌等形成混合感染。

## 厌氧菌肺炎的病理表现如何

吸入性厌氧菌肺炎多呈叶段性分布,初期肺泡壁水肿和中性粒细胞等炎细胞浸润,伴有肺间质炎症及轻中度单核细胞反应,其分布亦可沿细支气管壁及其周围组织,类似于支气管肺炎的病理改变。一般经过 7~16 日炎症可发展为坏死性肺炎或肺脓肿,呈多发性小空洞,大小 1~1.5 $\mu m$,坏死区有大量脓细胞或多核粒细胞浸润及坏死肺组织。慢性肺脓肿一般壁较厚,多个或单个,较大,多位于肺胸膜下,破溃形成脓胸。肺部厌氧菌感染具有化脓性坏死、脓肿形成、并发脓胸(或支气管胸膜瘘)的倾向性。

## 厌氧菌肺炎有何特征

肺部厌氧菌感染多呈坏死性,大多有原发疾病及诱发因素,形成脓肿、脓胸或脓气胸。临床上有高热、乏力、消瘦、贫血及杵状指的表现,有肺实变及胸腔积液体征。痰液或胸腔积液有恶臭,痰奇臭似臭蛋味为其临床特点。血白细胞总数及中性粒细胞增多,标本涂片可见多量细菌,但普通细菌培养却为阴性。胸部 X 线检查显示支气管肺炎或伴有脓胸等征象,其表现随病变类型、病期及支气管引流是否通畅而有所不同。

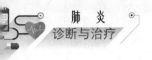

## 如何诊断厌氧菌肺炎

有诱发吸入的因素和(或)明确的口腔内容物吸入史,发热,咳恶臭脓痰,胸部 X 线显示肺炎、肺脓肿改变,临床诊断即可成立。但是,肺部厌氧菌感染可无明显吸入诱因或吸入史,尚有 30%～40% 的患者无咳恶臭脓痰。胸部 X 线缺乏特异性,确诊需要在尽量避免接触空气的条件下采集无污染标本做厌氧菌培养。胸腔积液、血液和应用防污染技术从下呼吸道采集的分泌物是通常被推荐的有用标本,必要时可采用。经胸壁肺脓肿穿刺吸引厌氧菌培养阳性率可达 84.5%,而血培养阳性率仅为 5%。外周血白细胞总数和中性粒细胞增高,其中以肺脓肿和脓胸升高尤为明显,平均分别达 $15×10^9/L$ 和 $22×10^9/L$,单纯肺炎者白细胞总数平均 $13×10^9/L$,很少超过 $15×10^9/L$。红细胞沉降率(血沉)加快,C 反应蛋白增高。

厌氧菌肺部感染的临床表现不具有鉴别意义的特征,因此厌氧菌所致的肺炎、肺脓肿及脓胸要与其他细菌所致者相鉴别。

## 厌氧菌肺炎如何治疗

(1) 抗感染治疗:青霉素 G 对革兰阴性厌氧菌有效,但脆弱类杆菌多呈耐药。克林霉素对大多数厌氧菌感染均有显著疗效,若与青霉素 G 联用,对病情较严重的肺厌氧菌感染及脓胸有较好疗效。尼立达唑类包括甲硝唑(灭滴灵)及替硝唑,临床常用的甲硝唑对多数厌氧菌有效,对脆弱类杆菌有杀灭作用,厌氧球菌对其亦很敏感,但不能对抗需氧菌及兼性厌氧菌;替硝唑对厌氧菌及阴道滴虫具有较强抗菌活性,对脆弱类杆菌、梭形杆菌及其他拟杆菌的作用较甲硝唑强,适用于厌氧菌所致各种感染。喹诺酮类、氯霉素等亦有一定疗效。院内感染患者多为混合感染,应与氨基糖苷类抗生素联用。无并发症的厌氧菌肺炎患者,抗菌疗程为 2~4 周;伴坏死性肺炎或肺脓肿患者,抗菌疗程为 6~12 周。

(2) 痰液引流:体位引流、支气管镜吸痰可促进炎症的控制。

(3) 手术治疗:合并肺脓肿且内科治疗 3 个月以上而脓腔不闭合或伴发大咯血者,建议手术治疗。伴发脓胸时,需积极穿刺引流。

(4) 加强支持治疗及对症处理。

## 如何预防厌氧菌肺炎

肺部厌氧菌感染,尤其吸入性肺炎,大多由误吸所致,因此要尽量减少误吸的危险性。当喂食虚弱、意识障碍或吞咽困难的患者时应特别小心,床头适当抬高,发现肉眼可见的误吸时,应立即迅速体位引流或吸引清除气道内的内容物,必要时用纤维支气管镜去除大气道的食物残渣,以免阻塞支气管。此外,保

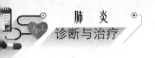

持口腔卫生和积极治疗腹腔、盆腔内化脓性感染亦可减少肺部厌氧菌感染的发生。

## 厌氧菌肺炎的预后如何

肺部厌氧菌感染的预后取决于患者的全身状况、感染类型和治疗是否及时。老年、全身衰竭、坏死性肺炎和支气管阻塞均为预后不良的决定因素。在吸入性肺炎阶段即开始治疗的患者，3～4日即可显示效果，7～10日退热，治疗7～10日后仍持续高热者，应行纤维支气管镜检查，明确原因和施行引流，如仍无效则要考虑其他诊断和采用其他抗生素。如发生空洞性损害，常需数月才能吸收闭合，若空洞直径大于6 cm，则难以闭合，症状亦常在治疗8周后才能消失。如发生脓胸，即使在有效的引流下，亦需平均29日才能退热。社区获得性吸入性肺炎预后良好，有报道称以厌氧菌肺炎为死亡主因者占4%，为诱因者占7%；相反，医院获得性吸入性肺炎，病死率高达20%，可能与严重的基础疾病以及革兰阴性厌氧杆菌的致病性有关。肺脓肿的病死率在抗生素应用之前高达34%，目前已降至5%～12%。

肺部厌氧菌感染（包括脓胸经过合理引流），抗生素治疗具有良好效果，病死率已从抗生素前的30%～60%下降到目前的5%～12%。但值得注意的是存活者中约有半数患者可出现支气管扩张、反复发作性肺炎或慢性脓胸后遗症，均与诊断治疗延误有关。

# 铜绿假单胞菌肺炎

## 什么是铜绿假单胞菌肺炎

铜绿假单胞菌肺炎是由铜绿假单胞菌所引起的肺部炎症，是一种严重而又常见的医院内感染，临床治疗困难，病死率较高。铜绿假单胞菌属革兰阴性杆菌，是医院内感染的主要病原体，在医院内环境中广泛存在，多见于正常人的皮肤和手表面、医疗器械特别是呼吸机、雾化器上。此型肺炎多见于有心肺基础疾病、免疫功能低下、肿瘤等慢性疾病的患者，老年人、长期应用激素、抗生素及免疫抑制剂的患者也是易感人群。最常见的感染途径是呼吸道吸入病原菌或血行性感染。医院内工作人员的手、患者、慢性病菌携带者是传染源。

## 铜绿假单胞菌肺炎的临床表现如何

患者全身中毒症状明显，体温波动较大，体温高峰出现在清晨，咳嗽、咳吐大量脓性痰液，少数患者咳翠绿色脓痰，可有呼吸困难、发绀。听诊可闻及大量湿啰音，部分患者可出现肺部实变体征，可伴发脓胸。病情严重者可发生呼吸困难、神智改变，甚

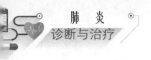

者并发呼吸衰竭、肾功能不全、休克及心力衰竭。

## 铜绿假单胞菌肺炎的辅助检查有何异常

（1）血常规：白细胞总数正常或稍增高，核左移。

（2）病原学检查：取痰液、血液或加用保护套管的支气管镜或经环甲膜气管穿刺取得的下呼吸道标本进行培养。如多次痰培养为铜绿假单胞菌，且菌落数$>10^9$ CFU/ml 可以确诊。

（3）胸部 X 线检查：表现为双肺多发的散在斑片状或结节状阴影，其间可见小的透亮区，可累及多个肺叶，以肺下叶多见。小的结节影可迅速融合成大的片状实变影，可出现空腔，可伴有少量胸腔积液。

## 如何诊断铜绿假单胞菌肺炎

根据患者的病史，出现咳嗽、大量脓痰或翠绿色浓痰以及全身中毒症状（高热伴呼吸困难、神智改变等），结合胸部 X 线的异常等相关辅助检查，可以考虑铜绿假单胞菌肺炎的诊断。

## 铜绿假单胞菌肺炎的病理表现如何

铜绿假单胞菌肺炎的病理表现以出血坏死性支气管肺炎、

肺泡间隔坏死为特征,表现为进展迅速的肺叶实变或支气管肺炎。肺组织坏死可形成多发性的小脓肿,病变多位于肺下叶,50%的患者出现双肺病变,常累及胸膜。

## 铜绿假单胞菌肺炎如何治疗

(1) 抗感染治疗:在取得药物敏感试验结果之前可采用经验性的抗感染治疗,应用抗假单胞菌的β-内酰胺类抗生素如哌拉西林、头孢哌酮、头孢他啶、亚胺培南等,也可应用含酶抑制剂的复方制剂如哌拉西林/他唑巴坦钠、头孢哌酮/舒巴坦联合抗假单胞菌的氨基糖苷类抗生素如阿米卡星或喹诺酮类抗生素。取得药物敏感试验结果后,根据临床治疗反应和药物敏感试验结果调整抗生素以取得更好的疗效。

(2) 积极治疗基础疾病。

(3) 加强支持治疗和对症处理。

## 如何预防铜绿假单胞菌肺炎

此病多为医院内感染,病原菌对多种抗生素耐药,治疗困难,预后不佳,病死率达50%,血行性感染的患者病死率高达80%。要预防铜绿假单胞菌肺炎需做到:①医疗器械严格消毒,避免交叉感染;②加强对昏迷患者的口腔护理;③合理使用抗生素,严格掌握激素使用指征。

# 支原体肺炎

## 什么是支原体肺炎

　　由肺炎支原体引起的肺炎称为支原体肺炎。支原体是引起人类呼吸道感染最常见的病原体之一。肺炎支原体是介于细菌和病毒之间能独立生活的最小生物,典型的菌落形态为荷包蛋状,有细胞膜,无细胞壁。肺炎支原体主要通过呼吸道传播,呈散发性呼吸道感染或小流行。儿童和青少年发病率高,常在学校、集体或家庭等生活聚集的人群中发病,也可见于免疫功能低下者。还有人认为支原体肺炎是宿主对感染的一种超免疫反应,导致的肺外器官病变与感染后出现的免疫复合物和自身抗体有关。

　　肺炎支原体感染无明显的季节性,但是在冬季室内活动增多、接触密切的季节发病率增高,潜伏期为2～3周。支原体肺炎的传染源为急性期患者及痊愈后的支原体携带者,健康人很少携带,患者痊愈后,肺炎支原体可以在咽部存在1～5个月。本病通过飞沫传播,需要较长时间的密切接触才会感染发病。常伴有咽炎、气管支气管炎,是常见的呼吸道感染疾病,占所有肺炎的20%～50%,慢性阻塞性肺疾病(chronic obstructive pulmonary disease, COPD)常伴发肺炎支原体感染,是该病急性发作的主要诱因。

# 支原体肺炎的临床表现如何 ⟩

（1）症状：起病缓慢，初期有发热、倦怠、头痛、食欲下降，体温多在 37.8 ℃～39 ℃，偶有 39 ℃以上。2～3 天后出现咳嗽，刺激性的咳嗽是其特点，可以延长到 1～4 周，无痰或仅有少量黏液性痰，无咯血，偶有血性痰、胸痛、鼻出血、耳痛，剧咳者伴有胸骨后及两肋疼痛，多持续数周缓解。少数可有关节痛和关节炎，多为大关节炎，呈游走性疼痛。

（2）体征：咽部充血，耳痛，可发生颈部淋巴结肿大，肺部可无明显的体征或体征与肺部病变的程度不相称。

（3）辅助检查

血常规：白细胞总数正常或略有升高，以中性粒细胞升高为主。

病原学：痰、鼻或咽拭子培养可获得肺炎支原体，但需要数周，不作为早期诊断。

胸部 X 线表现：有多种形式，无特异性。肺部浸润多呈斑片状，以中内带、中下肺野多见，常从肺门呈三角形向外扩散，有时呈网状、云雾状或间质浸润，偶有大片实变者，偶见肺门淋巴结肿大。肺内病灶多在 4～6 周完全吸收，15%～20%的患者有少量胸腔积液，呈单侧性、短暂性，一般 3～4 周吸收。

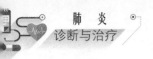
## 如何诊断支原体肺炎

诊断支原体肺炎主要的依据是:①急性肺部感染,具有感冒样症状,阵发性呛咳及较轻的全身症状;②X 线检查为肺纹理增多及沿肺纹理出现不规则的斑片状实变阴影,多数改变集中于肺门附近,下叶为多;③明显异常的肺部 X 线表现与相对较轻的症状及肺部体征不成比例;④血清学检查阳性,痰及咽拭子等标本中分离出肺炎支原体;⑤青霉素及头孢类抗生素治疗无效,而大环内酯类抗生素治疗有效。

## 支原体肺炎如何治疗

(1) 一般治疗:呼吸道隔离,注意休息,供给足量水分及营养。

(2) 对症治疗:一般选用具有缓慢而持久作用的解热镇痛药,如对乙酰氨基酚、卡巴匹林钙、赖氨比林、柴胡等,高热时辅以物理降温。忌用水杨酸类药物以防溶血。化痰止咳,清除鼻内分泌物,保持呼吸道通畅,必要时可药物雾化吸入促进排痰。

(3) 抗菌治疗:主要选用大环内酯类抗生素治疗。临床首选红霉素,儿童每天每千克体重 30～50 mg,分 4 次口服,成人每天 1.5 g,分 3 次口服,疗程 2～3 周。也可选用大环内酯类新药,如罗红霉素,胃肠不良反应少、体液浓度高、细胞穿透力强、半衰期长、用量小,成人每天每千克体重 5～10 mg,分 2 次口服。新药阿奇霉素胶囊首剂每天每千克体重 10 mg,以后每天每千克体重 5 mg, 1 次口服,5 日为 1 个疗程,因半衰期长,停药后药效尚可持续 1 周。也可以选用诺氟沙星或环丙沙星治疗,每次 0.4 g,每日 2 次,疗程 5～7 日。

# 衣原体肺炎

## 什么是衣原体肺炎

　　肺炎衣原体为新发现的一种衣原体，主要引起呼吸道和肺部感染，由其引起的肺炎称为衣原体肺炎。1986 年有学者在学生急性呼吸道感染中发现一种衣原体，以后在成人呼吸道疾病中也被发现，当时命名为鹦鹉热衣原体 TWAR-TW 株，后经研究证明该衣原体为新种，并定名为肺炎衣原体。肺炎衣原体常在学龄儿童和成人中引发呼吸道感染，现仅知人是该衣原体宿主，感染方式可能为人与人之间通过呼吸道分泌物传播。5 岁以下儿童极少受感染，8 岁以上儿童及青年易被感染，尤其是在人群聚集处，如家庭、学校、兵营中易于流行。经血清流行病学调查证实，成人中至少有 40％已受到该衣原体感染，大部分为亚临床型。老年人可再次受到感染。

## 衣原体肺炎的临床表现如何

　　本病多见于学龄儿童。大部分为轻症，发病常隐匿，无特异性临床表现，早期多为上呼吸道感染症状，表现为咽痛、声音嘶哑。呼吸系统最多见的症状是咳嗽,1~2周后上呼吸道感染的症状消退,咳嗽逐渐加重,并出现下呼吸道感染的征象。如未经有效治疗,咳嗽可持续1~2个月或更长,肺部偶闻及干湿啰音及哮鸣音。胸部X线可见肺炎病灶,多为单侧下叶浸润,也可为广泛单侧或双侧病灶。

# 如何诊断衣原体肺炎

衣原体肺炎根据衣原体病原体的不同,主要分以下3种。

(1) 沙眼衣原体肺炎:1975年有人开始报告新生儿衣原体肺炎。本病多由受感染的母亲传染,眼部感染可经鼻泪管传入呼吸道。患儿症状多在出生后2~12周内出现,起病缓慢,可先有上呼吸道感染表现,多不发热或偶有低热,然后出现咳嗽和气促,吸气时常有细湿啰音或捻发音,少有呼气性喘鸣。X线胸片显示双侧广泛间质和肺泡浸润,过度充气征比较常见,偶见大叶实变。周围血白细胞计数一般正常,嗜酸性粒细胞增多。从鼻咽拭子刮取到上皮细胞,也可用直接荧光抗体试验(direct fluorescent antibody test, DFA)、酶免疫试验(enzymie immunoassey, EIA)检测鼻咽标本沙眼衣原体抗原。血清学检查特异性抗体诊断标准为双份血清抗体滴度4倍以上升高或免疫球蛋白M(IgM)≥1∶32,免疫球蛋白G(IgG)≥1∶512。也可应用聚合酶链反应(PCR)技术直接检测衣原体脱氧核糖核酸(DNA)。

(2) 鹦鹉热衣原体肺炎:来源于家禽接触或受染于鸟粪,是

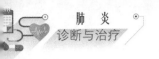

禽类饲养、贩卖和屠宰者的职业病。人与人之间的感染少见。病原体自分泌物及排泄物排出，可带菌很久。鹦鹉热衣原体通过呼吸道进入人体，在单核细胞内繁殖并释放毒素，经血流播散至肺及全身组织，引起肺间质及血管周围细胞浸润，肺门淋巴结肿大。潜伏期6～14日，发病呈感冒样症状，常有38 ℃～40.5 ℃的发热，咳嗽初期为干咳，以后有痰，呼吸困难或轻或重。有相对缓脉、肌痛、胸痛、食欲不振的表现，偶有恶心、呕吐。如为全身感染，可有中枢神经系统感染症状或心肌炎表现，偶见黄疸。患者多有肝、脾肿大，需与伤寒、败血症鉴别。胸部 X 线检查显示从肺门向周边，特别向下肺野可见毛玻璃样阴影，中间有点状影。周围血白细胞数正常，红细胞沉降率（血沉）在患病早期稍增快。肺泡渗出液的吞噬细胞内可查见衣原体包涵体。轻症患儿3～7日发热渐退，中症8～14日、重症20～25日退热。病后患者免疫力减弱，可复发，有报道复发率达21%，再感染率10%左右。

（3）肺炎衣原体肺炎：本症临床表现无特异性，与支原体肺炎相似。起病缓，病程长，一般症状轻，常伴咽、喉炎及鼻窦炎为其特点。咳嗽症状可持续3周以上。上呼吸道感染症状消退后，会出现干湿啰音等支气管炎、肺炎表现。患者白细胞计数正常，X 线胸片无特异性，多为单侧肺下叶浸润的节段性肺炎表现，严重者呈广泛双侧肺炎。病原学检查与沙眼衣原体肺炎一样，从气管或鼻咽吸取物做细菌培养，肺炎衣原体阳性，或用荧光结合的肺炎衣原体特异性单克隆抗体来鉴定细菌培养基中的肺炎衣原体。PCR 检测肺炎衣原体 DNA 较培养更敏感，但用咽拭子标本检测似不够理想,不如血清学检测肺炎衣原体特异性抗体阳性率高。微量免疫荧光(microimmunofluore scence, MIF)试验检测肺炎衣原体仍最敏感,特异性 IgM 抗体≥1∶16 或 IgG 抗体≥1∶512 或抗体滴度 4 倍以上增高,有诊断价值。

# 衣原体肺炎如何治疗

抗生素治疗:肺炎衣原体感染的治疗与肺炎支原体相似,简单而有效,耐药不多见。但与肺炎支原体肺炎治疗不同之处在于治疗的时间要长,以防止复发和彻底清除存在于呼吸道的病原体。主要为抗生素治疗,首选红霉素,每次 0.5 g,每日 4 次;或多西环素,首剂 0.2 g,以后每次 0.1 g,每日 2 次;或四环素(不用于孕妇和儿童),每次 0.25～0.5 g,每日 4 次,以上药物口服,疗程均为 21 日。新生儿和婴儿的用量为红霉素每日每千克体重 40 mg,疗程 2～3 周。一般用药后 24～48 小时体温下降,症状开始缓解。应当注意即使用此疗法,部分病例仍可复发,如果没有用药禁忌证,可进行第 2 疗程治疗。近年来,也有采用克拉霉素和阿奇霉素治疗肺炎衣原体感染的报道,其中阿奇霉素的疗效要优于克拉霉素,具体用药方法为:克拉霉素,每次 0.5 g,每日 2 次,疗程 21 日;阿奇霉素,第 1 日 0.5 g,后 4 日每次 0.25 g,每日 2 次。亦可应用利福平(每次 0.15 g,每日 3 次)、罗他霉素(每次 0.2 g,每日 3 次)、罗红霉素(每次 0.15 g,每日 2 次)进行治疗。肺炎衣原体对喹诺酮类药物也敏感,如氧氟沙星或托氟沙星(每次 0.2 g,

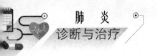

每日 2 次)可用于成人患者的治疗,但不推荐用于儿童。

注意事项:抗生素治疗的疗程一定要充足,以防复发。如果抗生素的剂量太小,或疗程太短,常使全身不适、咳嗽等症状持续数月之久。

## 衣原体肺炎预后如何

衣原体肺炎患者不经治疗一般在数周后也可逐渐自愈,但肺部啰音及 X 线胸片表现可能持续数月不消。患儿也可能发生突然死亡,但沙眼衣原体与突然致死证候之间的关系尚不明确。

# 军团菌肺炎

军团菌肺炎是指由军团杆菌引起的细菌性肺炎,是非典型肺炎中病情最重的一种,未经有效治疗者的病死率高达 45%。军团杆菌感染主要是通过吸入到达肺部,进入肺泡的细菌被肺泡巨噬细胞吞噬后,其可以在吞噬细胞内增殖,吞噬细胞被破坏后,溢出的军团杆菌再感染其他巨噬细胞。夏末秋初是军团菌肺炎好发季节,男性发病多于女性,孕妇、老年、免疫功能低下者为易发人群。军团杆菌为水源中常见的微生物,暴发流行多见于医院、旅馆、建筑工地等公共场所。潜伏期一般为 2～10 天。大多数患者有前驱期,症状类似于流感,有周身不适、发热、头痛和肌痛,出现咳嗽时一开始无痰,随后为黏液样痰。特征性表现为高热,有时伴有相对缓脉,腹泻也较常见。可出现精神错乱等神志改变,但出现嗜睡或谵妄者少见。

胸部 X 线检查在疾病早期可见单侧斑片状肺段或大叶性肺泡浸润,随着病情的进展,很多患者出现双侧病变,胸腔积液较常见,少数患者出现肺脓肿和多发性圆形致密影,表明有脓毒性栓子。大多数患者血常规检查有中度白细胞增多,周围白细胞计数为 $10 \times 10^9 \sim 15 \times 10^9 / L$。有神志改变者的脑脊液检查正

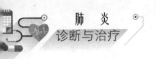

常,腹泻患者的大便中无血液和白细胞。其他常见实验室检查异常为血钠降低,血磷酸盐减少和肝功能异常,有的患者可有镜检血尿,有时伴肾功能受损。

## 如何诊断军团菌肺炎

确定军团菌肺炎有 4 种诊断性的检验法:细菌培养、渗出物直接荧光抗体染色、利用间接荧光抗体法作血清学检查和尿抗原分析。四者皆具特异性,但都是不特别敏感。

## 军团菌肺炎如何治疗

军团菌肺炎为细胞内感染,因此体外药物的敏感性往往不能反映体内药物的敏感性,理想的抗菌药物应在吞噬细胞内具有一定浓度并能在呼吸道分泌物中保持良好的穿透性。治疗首选红霉素,静脉滴注,每日 2 g,病情好转后改为口服,重症患者可用红霉素每日 2～4 g 静脉滴注或每日 1 200 mg 口服,疗程不少于 3 周。选用抗生素的基本原则是剂量充足、疗程足够、联合用药,病情特别危重者可以三联用药、静脉途径给药和选用杀菌药物为主。近来有人主张首次给冲击量(一般为每次用药量的加倍量)有利于迅速达到有效杀菌浓度,实践证明每隔 4～6 小时静脉滴注抗生素较只用同等剂量 24 小时缓慢静脉滴注收到的效果更好。目前临床上推荐应用新大环内酯类抗生素和喹诺酮类抗生素治疗此病,疗效确切,不良反应较少。

## 军团菌肺炎预后如何

统计表明,影响预后的主要因素是抗生素的选择及机体状态。体质好并应用红霉素治疗者病死率低(约5%),而免疫抑制者和未接受红霉素治疗者却很高,可达80%。早期确诊并随之予以正确治疗,免疫正常者病死率可由25%下降至7%,而免疫抑制者则可由80%降至25%。使用红霉素和四环素者的总病死率为5%～10%,但使用不合适的抗生素,如氨苄西林等青霉素类、头孢菌素类以及氨基糖苷类治疗者,病死率可高达22%～34%。与预后不良有关的其他因素为:低钠血症、休克并需用正性肌力药物、经药物治疗肺炎无吸收、白细胞总数偏低、延误特异性治疗及出现呼吸衰竭。早期给予有效抗生素且足量治疗者预后较好。正确使用抗生素治疗者,肺功能可完全恢复正常。少数患者可遗留有肺纤维化改变。

# 传染性非典型肺炎

## 什么是传染性非典型肺炎

　　传染性非典型肺炎系由 SARS 相关冠状病毒(SARS-CoV)引起的急性呼吸道传染性疾病,世界卫生组织将其命名为严重急性呼吸综合征(severe acute respiratory syndrome, SARS)。

　　SARS 冠状病毒是一种新的冠状病毒,在室温 24 ℃下的尿液中可存活 10 天,在痰液中和腹泻患者的粪便中可存活 5 天以上,在血液中可存活 15 天,但若暴露在常用的消毒剂和固定剂中即可失去感染性。SARS 患者是主要的传染源,一般情况下,其传染性随着病程而增强,在发病的第 2 周传染性最强,且症状明显的患者传染性强,热退后传染性下降。SARS 冠状病毒通过近距离飞沫、气溶胶或者接触污染的物品传播。人群对其普遍易感,但儿童感染率较低。

## 传染性非典型肺炎的病理特征如何

　　目前认为 SARS 冠状病毒通过其表面蛋白与肺泡上皮细胞的相应受体结合而导致肺炎的发生。其病理改变主要表现为弥漫性肺泡损伤和炎症细胞的浸润。早期特征是肺水肿、纤维素渗出、透明膜形成、脱屑性肺炎及局灶性肺出血等改变,机化期可以看到肺泡内含有细胞性的纤维黏液样渗出物及肺泡间隔的成纤维细胞增生,部分患者出现肺纤维化。

## 传染性非典型肺炎的临床表现如何

传染性非典型肺炎的潜伏期一般在 2～10 天,急性起病,自发病之日起 2～3 周内病情呈进展状态。主要表现为以下症状。

(1) 发热:发热是主要症状和首发症状,体温一般高于 38 ℃,呈持续高热,可伴有恶寒、肌肉关节酸痛、头痛、乏力。早期的发热使用退热药有效,进展期的发热难以用退热药控制。

(2) 呼吸道症状:可有干咳、少痰、胸闷,病情严重者出现气促,甚至呼吸窘迫,6～10 天后可见呼吸困难和低氧血症。部分患者可出现腹泻、恶心、呕吐等消化道症状。

(3) 体征:肺部体征多不明显,有的患者可出现肺部少许湿啰音或肺实变的体征。

## 传染性非典型肺炎的实验室检查有何表现

(1) 血常规:白细胞正常或降低,淋巴细胞减少,若淋巴细胞$< 0.9 \times 10^9 / L$,对诊断有较大的意义,部分患者的血小板减少。

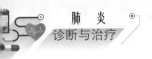

（2）T 淋巴细胞亚群：早期 CD4＋、CD8＋细胞数降低，两者比值正常或降低。

（3）病原学检查：早期采集患者鼻咽部分泌物、血液、尿液、粪便等标本进行病毒分离或聚合酶链反应。平行检测进展期和恢复期两份血清 SARS 病毒特异性 IgM、IgG 抗体，若抗体阳性或出现 4 倍或 4 倍以上升高，有助于诊断。

## 传染性非典型肺炎的影像学检查有何表现

传染性非典型肺炎的胸部 X 线和胸部 CT 的影像学表现为毛玻璃样改变和肺实变影。

（1）发病初期：出现临床症状到肺部出现异常影像的时间一般为 2～3 天。X 线和 CT 表现为肺内小片状毛玻璃阴影，密度较低，少数可见肺实变。病变多为单发病灶，少数呈多发病灶。

（2）进展期：胸部影像改变由初期的小片状阴影发展为大片状，由单发进展为多发或弥漫性改变，或由一侧肺发展为双侧肺，阴影以毛玻璃样改变为主或与肺实变合并存在，常见于两肺下叶。影像学的变化较快，多数病例在 1～3 天内复查 X 线时可有变化，甚者 1 天内病变的大小就有明显的改变。

## 如何诊断传染性非典型肺炎

结合流行病学史、临床症状、一般实验室检查、胸部 X 线检查、实验室 SARS 病原学检测阳性,排除其他表现类似的疾病,可以做出 SARS 的诊断。

## 传染性非典型肺炎需与哪些疾病相鉴别 ⊃

目前 SARS 的诊断主要是临床诊断,在做出 SARS 的诊断之前,需要排除其他有类似临床表现的疾病。

(1)普通感冒、流行性感冒。

(2)普通细菌性肺炎、军团菌肺炎、支原体肺炎、衣原体肺炎、真菌性肺炎、艾滋病和其他免疫抑制患者的肺部感染、普通病毒性肺炎。

(3)其他需要鉴别的疾病:肺结核、流行性出血热、肺部肿瘤、非感染性肺部间质性疾病、肺水肿、肺不张、肺栓塞、肺血管炎、肺嗜酸性粒细胞浸润症等。

## 传染性非典型肺炎的治疗原则是什么 ⊃

目前缺乏针对传染性非典型肺炎的病因性治疗,主要是对症支持治疗和针对并发症的治疗为主。在疗效不明确的情况下要避免多种药物(抗生素、抗病毒药、免疫调节剂、糖皮质激素等)的长期、大剂量联合应用。

(1)一般治疗与支持治疗:注意休息,注意维持水、电解质平

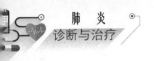

衡和营养支持,密切观察病情变化。发热>38.5℃或周身酸痛明显者,应用解热镇痛药,高热患者给予物理降温。保护心、肝、肾等器官的功能。

(2) 抗病毒治疗:目前尚无针对 SARS 冠状病毒的特效药,常用抗病毒药对其无效,蛋白酶抑制类药物疗效尚不确定。

(3) 免疫治疗:胸腺素、干扰素、静脉用丙种球蛋白等非特异性免疫增强剂对 SARS 冠状病毒的疗效不肯定,不推荐常规使用。

(4) 抗菌药物的使用:抗菌药物的使用有两个目的,一是用于疑似病例的诊断治疗,以帮助鉴别诊断;二是用于治疗和控制继发细菌、真菌感染。

(5) 其他治疗:对低氧血症患者及时使用无创机械通气,效果不佳或出现急性呼吸窘迫综合征(acute respiratory distress syndrome, ARDS)要及时进行有创机械通气。注意器官功能的支持治疗,一旦出现休克或多脏器功能障碍,应予相应治疗。

## 治疗传染性非典型肺炎时如何应用糖皮质激素

治疗传染性非典型肺炎时,虽然对糖皮质激素的应用有争议,但不可否认其对于抑制异常的免疫病理反应、减轻全身炎症反应状态、防止或减轻后期的肺纤维化有一定的作用。

(1) 应用指证:①有严重中毒症状,持续高热,经对症治疗3天后最高体温仍超过 39℃;②胸部 X 线片显示多发或大片阴影,进展迅速,48小时内病灶面积增大超过50%且在正位胸部X线显示占双肺面积的1/4以上;③达到急性肺损伤或急性呼吸窘迫综合征(ARDS)的诊断标准。

(2)用法:成年人推荐剂量为甲泼尼龙每日每千克体重1~2 mg,具体剂量根据病情及个体差异进行调整。临床症状改善或胸部X线显示肺部阴影有所吸收时,逐渐减量,一般3~5天减量1/3,静脉用药1~2周后改为口服用药。糖皮质激素应用的疗程一般不超过4周,用药的同时要应用抑酸药和胃黏膜保护药,注意避免出现骨缺血性改变和继发感染、潜在肺结核扩散等并发症。

# 病 毒 性 肺 炎

## 什么是病毒性肺炎

　　病毒性肺炎是由上呼吸道病毒感染继而向下蔓延至肺部所致的肺部炎症。本病一年四季均可发生,但大多见于冬春季节,可暴发或散发流行。临床主要表现为发热、头痛、全身酸痛、干咳及肺浸润等。病毒性肺炎的发生与病毒的毒力、感染途径以及宿主的年龄、免疫功能状态等有关,一般小儿发病率高于成人。单纯病毒性肺炎主要病理改变为细支气管炎及其周围炎和间质性肺炎,如果继发细菌感染,在肺泡腔内可见大量以中性粒细胞为主的炎性细胞浸润,严重者可伴有小脓肿形成、纤维素性或化脓性胸膜炎及广泛出血。从上呼吸道开始,感染气道上皮细胞有广泛的破坏,气管黏膜发生溃疡,表面被覆纤维蛋白性膜,呼吸道的防御功能降低,从而容易继发细菌感染,免疫状态低下者,尚可合并真菌、原虫特别是卡氏肺孢子虫感染。单纯病毒性肺炎引起间质性肺炎的病理表现为肺泡间隔有大单核细胞浸润,肺泡水肿,被覆含血浆蛋白和纤维蛋白的透明膜,病毒性肺炎可为局灶性或广泛弥漫性,甚至实变。肺泡细胞和巨噬细胞内可见病毒包涵体,细支气管内有渗出物,病变吸收后可留有肺纤维化,甚至结节性钙化。

## 病毒性肺炎的临床表现如何

　　病毒性肺炎好发于病毒疾病流行季节,临床症状通常较轻,与支原体肺炎的症状相似。起病缓慢,有头痛、乏力、发热、咳嗽,并咳少量黏痰,少数起病较急者,发热、头痛、全身酸痛、倦怠等较突出,常在急性流感症状尚未消退时即出现咳嗽、少痰或白色黏液痰、咽痛等呼吸道症状,病变累及肺实质时可有咳嗽(多为阵发性干咳)、胸痛、气短等症状。体征往往缺如,有时可在肺下部闻及小水泡声,病情严重者有呼吸浅速、心率增快、发绀、肺部干湿啰音。X线检查显示肺部炎症呈斑点状、片状或均匀的阴影,白细胞总数可正常、减少或略增加。病程一般为1～2周。询问病史时应特别注意有无免疫缺陷或免疫抑制情况,免疫缺损的患者,病毒性肺炎往往比较严重,有持续性高热、心悸、气急、发绀、极度衰竭,还可伴休克、心力衰竭和氮质血症等。由于肺泡间质和肺泡内水肿,严重者可发生呼吸窘迫综合征,体检可有湿啰音,X线检查显示弥漫性结节性浸润,多见于两肺下2/3肺野。小儿或老年人易发生重症病毒性肺炎,表现为呼吸困难、发绀、嗜睡、精神萎靡,甚至发生休克、心力衰竭和呼吸衰竭等并发症,也可发生急性呼吸窘迫综合征。

## 病毒性肺炎的辅助检查有哪些表现

　　(1) X线胸片:两肺呈网状阴影,肺纹理增多、增粗,小片状

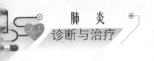

浸润或广泛浸润,较模糊,严重者显示双肺弥漫性结节性浸润,但大叶实变及胸腔积液者均不多见。病毒性肺炎的致病原不同,其 X 线征象亦有不同的特征。

(2) 血液检查:白细胞计数一般正常,也可稍高或偏低,继发细菌感染时,白细胞计数及中性粒细胞可增高。红细胞沉降率(血沉)通常在正常范围。

(3) 病原学检查:病毒培养较困难,不易常规开展,若肺炎患者的痰涂片仅发现散在细菌及大量有核细胞,或找不到致病菌,应怀疑病毒性肺炎的可能。若痰涂片所见的白细胞以单核细胞居多,痰培养常无致病细菌生长。

(4) 血清学检查:取急性期和恢复期的双份血清进行补体结合试验、中和试验或血清抑制试验,抗体滴度增高 4 倍或以上有确诊意义。近年用血清监测病毒的特异性 IgM 抗体,有助于早期诊断。免疫荧光、酶联免疫吸附试验、酶标组化法、辣根过氧化物酶-抗辣根过氧化物酶法等,可进行病毒特异性快速诊断。

## 如何诊断病毒性肺炎

病毒性肺炎的诊断依据为临床症状及 X 线改变,并排除由其他病原体引起的肺炎,确诊则有赖于病原学检查,包括病毒分离、血清学检查以及病毒抗原的检测。呼吸道分泌物中细胞核内的包涵体可提示病毒感染,但并非一定来自肺部,需进一步收集下呼吸道分泌物或肺活检标本作病毒培养分离。血清学检查常用的方法是检测特异性 IgG 抗体,如补体结合试验、血凝抑制试验、中和试验,但仅能作为回顾性诊断,并无早期诊断价值。

## 病毒性肺炎如何治疗

以对症治疗为主,患者卧床休息,居室保持空气流通,注意隔离消毒,预防交叉感染。给予足量维生素和蛋白质,多饮水及少量多次进软食,酌情静脉输液及吸氧。保持呼吸道通畅,及时清除上呼吸道分泌物等。原则上不宜应用抗生素预防继发性细菌感染,若一旦明确已合并细菌感染,应及时选用敏感的抗生素。

(1) 一般治疗:保暖,保持呼吸道通畅,防止水、电解质和酸碱失衡,必要时氧疗。

(2) 抗病毒药物:金刚烷胺每次 0.1 g,每日 2 次,连用 3～5 日;板蓝根、黄芪、金银花、大青叶、连翘等有一定的抗病毒作用。还可用 α 干扰素、胸腺素等。

(3) 继发性细菌感染时给予相应抗生素治疗。

## 抗病毒药物有哪些

目前已证实较有效的病毒抑制药物如下。

(1) 阿昔洛韦(无环鸟苷):为一化学合成的抗病毒药,具有广谱、强效和起效快的特点。临床用于疱疹病毒、水痘病毒感

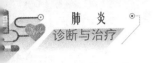

染,尤其对免疫缺陷或应用免疫抑制剂者应尽早应用。

(2) 更昔洛韦:为阿昔洛韦(无环鸟苷)类似物,抑制 DNA 合成。主要用于巨细胞病毒感染。

(3) 奥司他韦:为神经氨酸酶抑制剂,对甲、乙型流感病毒均有很好的作用,耐药发生率低。

(4) 阿糖腺苷:为嘌呤核苷类化合物,具有广泛的抗病毒作用。多用于治疗免疫缺陷患者的疱疹病毒与水痘病毒感染。

(5) 金刚烷胺(金刚胺):为人工合成的胺类药物,有阻止某些病毒进入人体细胞及退热的作用。临床用于流感病毒等感染。

## 如何预防病毒性肺炎

病毒感染后人体内抗体出现较迟,对控制感染作用不大。干扰素对易感细胞的病毒感染具有保护作用,有阻止病情发展和防止其播散的作用。细胞免疫对某种病毒有控制作用,如白血病或霍奇金病(何杰金病)的细胞免疫缺损,很易感染疱疹和水痘属病毒,而对其他病毒却无易感性。人体免疫球蛋白被动免疫对易感的患者,特别是针对水痘与麻疹有一定的保护作用。目前国内已对婴幼儿广泛接种减毒麻疹活疫苗,现麻疹已极为少见,麻疹肺炎更为罕见。特异性免疫接种对流行性感冒、腺病毒、麻疹等虽有保护作用,但不能完全防止发作。

## 病毒性肺炎预后如何

　　病毒性肺炎的预后与年龄、机体免疫功能状态有密切关系。正常人的获得性感染有自限性,肺内病灶可自行吸收,婴幼儿以及免疫力低下者,特别是器官移植术后、艾滋病(AIDS)患者以及合并其他病原体感染时预后差。

# 肺 曲 霉 菌 病

## 什么是肺曲霉菌病

　　肺曲霉菌病的致病菌主要为烟曲霉菌,该真菌常寄生在上呼吸道,慢性病患者免疫力严重低下时才出现侵袭性曲菌病,少数为黄曲霉菌、土曲霉菌、黑曲霉菌、棒状曲霉菌、构巢曲霉菌及花斑曲霉菌等。我国从 1949 年到 1988 年底陆续报告的呼吸道曲霉菌感染约 300 多例,1972 年以前的总数仅 47 例。肺曲霉菌病绝大多数为继发感染,原发者极为罕见。肺曲霉菌病临床表现复杂,一般将其分为曲菌球、变态反应性支气管肺曲菌病(allergic bronchopulmonary aspergillosis, ABPA)和侵入性肺曲菌病(invasive pulmonary aspergillosis, IPA)3 种类型。

## 肺曲霉菌病的临床表现如何

　　(1) 曲菌球:患者无明显全身症状,但有反复咯血和咳嗽。咯血是主要的表现,甚至可见致死性的大咯血;痰液不多,但在其痰液中常可检出曲霉菌。肺内孤立的新月形透亮区球型灶为其典型 X 线表现。

（2）变态反应性支气管肺曲菌病（ABPA）：一般发生在特应性体质基础上，呈反复发作性喘息、发热、咳嗽、咳棕色痰栓、咯血。体检可发现两肺布满哮鸣音，肺浸润部位有细湿啰音。胸部 X 线示肺叶、肺段分布的浸润病灶，常为游走性；肺实变，或因黏液栓塞支气管致肺段或肺叶不张，但无叶间裂移位，长期反复发作可导致中心性支气管扩张，受累的肺段或亚段支气管呈囊状扩张，而远端正常。车轨线样、平行线样、环状、带状或牙膏样、指套状等阴影亦常能见到。血嗜酸性粒细胞增多，血清 IgE 浓度升高。曲霉菌浸出液做皮内试验可呈双相反应：试验 15～20 分钟后，出现风团和红晕反应，0.5～2 小时消退（Ⅰ型反应）；4～10 小时再次观察，皮试局部出现阿瑟氏（Arthus）反应，24～36 小时消退（Ⅲ型反应）。患者含曲霉菌特异性沉淀素，用浓缩的血清标本测定，阳性率达 92％。

（3）侵入性肺曲菌病（IPA）：患者病情最为严重，病死率较高。有发热、咳嗽、咳脓性痰、胸痛、咯血、呼吸困难，以及播散至其他器官引起的相应症状和体征。咯血是其最严重的症状，也是死亡的主要原因。体检发现肺部有干湿啰音。胸部 X 线早期可出现局限性或双肺多发性浸润，或结节状阴影，病灶常迅速扩大融合成实变或坏死形成空洞；或突然发生大的、楔形的、底边对向的胸膜阴影，类似于"温和的"肺梗死。少数出现胸腔积液征象。

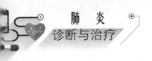

## 肺曲霉菌病有哪些类型

1. 曲菌球

(1) 症状:可有刺激性咳嗽,常反复咯血,甚至发生威胁生命的大咯血。因曲菌球与支气管多不相通,故痰量不多,痰中可发现曲霉菌。

(2) 体征:胸部 X 线显示在原有的慢性空洞内有一团球影,随体位改变而在空腔内移动。

2. 变态反应性支气管肺曲菌病

(1) 症状:喘息、畏寒、发热、乏力、刺激性咳嗽、咳棕黄色脓痰,偶带血。哮喘样发作为其突出的临床表现,一般解痉平喘药难以奏效,外周血嗜酸性粒细胞增多。

(2) 体征:对曲霉菌过敏者吸入大量孢子后,阻塞小支气管,引起短暂的肺不张和喘息发作,亦可引起肺部反复游走性浸润。痰中有大量嗜酸性粒细胞及曲霉菌丝,烟曲霉菌培养阳性。典型胸部 X 线为上叶短暂性实变或不张,可发生于双侧,中央支气管囊状扩张及壁增厚征象如"戒指征"和"轨道征"。

3. 侵入性肺曲菌病

(1) 症状:以干咳、胸痛常见,部分患者有咯血,病变广泛时出现气急和呼吸困难,甚至呼吸衰竭。

(2) 体征:胸部 X 线示以胸膜为基底的多发楔形阴影或空洞;胸部 CT 早期为"晕轮征",即肺结节影(水肿或出血),周围环绕低密度影(缺血),后期为新月体征。部分患者可有中枢神经系统感染,出现中枢神经系统症状体征。

## 如何诊断肺曲霉菌病

(1) 有从事易感染本病的职业史。

(2) 影像学检查:3 个临床类型都有各自的胸部 X 线特征,曲菌球多位于空洞内致空洞呈半月形气影,球体似钟摆样,可随体位改变而移动;变态反应性支气管肺曲菌病显示单侧或双侧肺上叶短暂性实变或不张;侵入性肺曲菌病以胸膜为基底呈多发楔形阴影或空洞。

(3) 从支气管深部吸出分泌物,涂片找到菌丝,培养多次均阳性,有助于诊断。

(4) 纤维支气管镜刷洗和活检,肺、胸膜穿刺活检有利于肺部真菌感染的诊断,病理组织查到曲霉菌可确诊。

(5) 痰、分泌物涂片及培养连续 3 次以上查到曲霉菌可确诊。

(6) 免疫学检测:变态反应性支气管肺曲菌病血清 IgE 常>2 500 $\mu g/L$,曲霉菌抗原皮试常阳性,血清抗曲霉菌抗原 IgG 抗体沉淀素大多阳性。

## 肺曲霉菌病如何治疗

(1) 抗真菌治疗:对肺曲霉菌病及其他较重者首选两性霉

素 B,静脉滴注(滴液中加适量肝素有助于防止血栓性静脉炎),可与 5 氟胞嘧啶合用。还可口服伊曲康唑,其他药物还有伏立康唑和卡泊芬净等。疗程因病情而定,可连续用药数月。

(2)手术治疗:对曲菌球可行手术治疗。大咯血时可用气管动脉栓塞,如条件许可应进行手术治疗。

(3)其他治疗:对慢性重症患者应加强支持疗法,纠正水、电解质平衡;对变态反应性支气管肺曲菌病可适量使用皮质激素及色甘酸钠。

曲菌球一般对抗真菌药物治疗无效,应争取手术治疗。

变态反应性支气管肺曲菌病患者,经气管滴入或雾化吸入两性霉素 B 等抗真菌药,虽对消灭支气管内曲霉菌有一定疗效,但易复发。目前认为皮质类固醇是治疗本病最有效的药物,可抑制变态反应、减少痰液,使支气管管腔不利于曲霉菌种植。一般每日每千克体重口服泼尼松 0.5 mg,有助于肺浸润吸收,2 周后改为隔日 1 次,至少维持 3 个月。亦可联合应用两性霉素 B,雾化吸入疗效较满意,通常用地塞米松 2.5 mg 和两性霉素 B 5 mg加入生理盐水 10 ml 中雾化吸入,每日 2 次,共 1 个月。对顽性病者应作支气管镜冲洗,吸出黏稠的分泌物,保持气道通畅,以提高药物的疗效。

侵入性肺曲菌病(IPA)患者主要采用抗真菌药物治疗。两性霉素 B 为首选药物,每日每千克体重剂量为 1.0~1.5 mg,亦可合并应用利福平每日 600 mg,空腹 1 次口服,因两者联合应用有协同作用,也可应用 5 氟胞嘧啶。伊曲康唑抗真菌活性强,对曲霉菌感染具良好疗效,用量可从每天 200 mg 逐渐增至每天

400 mg,分 1~2 次服用。对于顽固性或复发性侵入性肺曲菌病患者,若病灶局限,可行部分肺切除。

## 肺曲霉菌病需与哪些疾病相鉴别

(1) 细菌性肺炎:多有高热、咳嗽、咳痰、胸痛、气促等症状及肺部实变体征和湿啰音,白细胞升高,胸部 X 线表现为片絮状浸润阴影,但病原学诊断较困难,必须从无污染或少污染的下呼吸道标本、胸腔积液或血液中分离出致病菌,结合临床分析才可确定。

(2) 病毒性肺炎:病毒性肺炎一般先引起上呼吸道感染,然后向下蔓延引起肺部炎症。因呼吸道黏膜防御功能受损,常诱发细菌感染。确诊需根据咽拭子、痰液病毒分离及血清特异性抗体测定。

(3) 肺结核:常见于年轻患者,有低热、盗汗等症状,早期为刺激性干咳,而后有痰,空洞形成后咳嗽加剧,痰量增多,半数患者可有咯血。诊断主要根据胸部 X 线检查和痰或其他标本中找到结核菌或结核特异性病理改变。

(4) 肺脓肿:多起病急,有高热、胸痛、咳嗽、咳大量脓臭痰或脓血痰,血白细胞及中性粒细胞增高。胸部 X 线检查表现随病变的发展而不同,早期为浓密大片阴影,后可见液平面。

(5) 支气管扩张:多见于青壮年,常有慢性咳嗽、大量脓痰,幼年多有患麻疹、百日咳、支气管肺炎等病史。胸部 X 线可见单

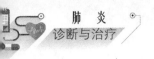

侧或双侧肺纹理增深或粗乱及呈卷发状阴影。高分辨率 CT 和支气管碘油造影可确诊。

## 肺曲霉菌病的预后如何

肺曲霉菌病的预后取决于曲霉菌的致病性、机体的免疫状态及环境条件对机体与真菌之间关系的影响。肺曲霉菌病偶可通过血行播散而致曲菌性败血症或脓毒血症而危及生命。

## 如何预防肺曲霉菌病

在疑有曲霉菌感染的环境工作时，应做好防护工作，如戴防护口罩以免吸入大量病菌。在真菌实验室进行烟曲霉菌、黄曲霉菌、黑曲霉菌等菌的操作时，更要注意防止将这些病菌吸入肺部。在粉尘多的地方工作时也需戴上口罩，及时处理眼和皮肤的外伤，尽量消除或减少各种诱发因素的影响，积极治疗慢性病。

# 肺念珠菌病

## 什么是肺念珠菌病

肺念珠菌病是念珠菌属(主要为白念珠菌)引起的急性、亚急性或慢性的支气管、肺部感染。在肺部真菌感染中较为常见,多为院内感染,据报道,念珠菌感染占真菌感染的79%,尤其在重症监护室、烧伤科和肿瘤科发病率较高。

本病多为继发性感染,在人体抵抗力降低的情况下发病。临床上可分为3型:①支气管炎型;②肺炎型;③过敏型。支气管炎型症状较轻,类似慢性支气管炎的症状;肺炎型类似急性肺炎,多次痰中或支气管肺泡灌洗液中培养出念珠菌可确诊;过敏型表现为支气管哮喘或过敏性鼻炎。治疗上应注意改善患者机体免疫状态和治疗原发病,同时选用抗真菌药物。

## 肺念珠菌病的临床表现如何

(1) 支气管炎型:症状轻微,一般不发热。主要表现为剧咳,咳少量白色黏液痰或浓痰,偶带血丝。查体发现口腔、咽部黏膜上被覆散在点状白膜,肺部偶可闻及啰音。支气管镜检查可发

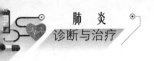
现支气管黏膜上被覆散在点状白膜,胸部 X 线片示双肺纹理增多、增粗、模糊。

（2）肺炎型:多发于免疫功能低下或全身情况极度衰弱的患者,表现为畏寒、高热、咳白色泡沫黏痰,有酵臭味或呈胶冻状,甚至有咯血、呼吸困难等。体格检查肺部可闻及干、湿啰音。胸部 X 线示肺内局灶性斑片状阴影或肺段实变,密度不均,以双下肺野多见。

（3）过敏型:患者可有呼吸困难、鼻痒、流涕、喷嚏等症状。体格检查时两肺可闻及哮鸣音。

## 肺念珠菌病的辅助检查有哪些

（1）X 线检查:显示两肺纹理增多,或呈弥漫性小片状或斑点状阴影,部分可融合成大片致密影,边缘模糊,形态多变,发展迅速,病变大多位于中下肺野,肺尖较少受累。病例可伴胸膜改变,慢性病变呈纤维条索状阴影和代偿性肺气肿。

（2）真菌检查:痰液涂片直接镜检可查见念珠菌,真菌培养可根据菌落生长和镜检鉴定菌种。此种方法必须结合其他方面情况,才能考虑诊断是否成立。

（3）病理组织学检查:纤维支气管镜刷洗涂片和活检,肺、胸膜穿刺活检有利于肺部真菌感染的诊断。

（4）免疫学检测:①真菌皮肤试验,念珠菌素皮试对念珠菌感染诊断有参考价值,一般试验呈现阳性,但严重感染病例也可出现阴性反应;②荧光抗体试验,对直接涂片标本、真菌培养的菌落以及病理组织学检查的组织切片进行病原菌检测有鉴定价值;③分子生物学技术,近年来已用于检测真菌病原学,但其结果难以鉴别其为定植菌抑或感染菌是其缺点。

(5)念珠菌代谢产物检测以及聚合酶链式反应:可测定念珠菌基因序列,使早期诊断成为可能,但某些方法还处于实验阶段,有待于进一步研究。

(6)经环甲膜穿刺吸引,或经纤维支气管镜通过防污染毛刷采取的下呼吸道分泌物、肺组织胸腔积液、血尿或脑脊液直接涂片等培养出念珠菌即可确诊。

## 肺念珠菌病的诊断依据是什么

(1)有肺及全身慢性疾病,长期应用抗生素、肾上腺皮质激素及其他免疫抑制剂等病史。

(2)咳嗽、咳乳白色黏液胶冻样痰,偶带血丝,重者还可有畏寒、高热、胸痛等,少数有败血症,可并发胸膜炎或心内膜炎。肺部可闻及湿性啰音,或有胸膜炎体征。

(3)胸部X线检查示早期肺中下野纹理增多,病情发展后呈弥漫性斑点或小片状阴影,由肺门渐向肺周边扩展,最后融合成大片阴影。常伴有胸膜改变。

(4)痰、分泌物涂片及培养连续3次以上查见白念珠菌可确诊。

(5)血清沉淀试验、凝集试验效价不断升高,有诊断价值。

(6)经纤维支气管镜或经皮肺活检,病理组织查到菌丝及酵

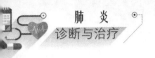
母样孢子可确诊。

## 肺念珠菌病需与哪些疾病相鉴别

(1) 细菌性肺炎:细菌性肺炎多有高热、咳嗽、咳痰、胸痛、气促等症状,有肺部实变体征和湿啰音,白细胞升高,胸部 X 线示片絮状浸润阴影,但病原学诊断较困难,需从痰液或胸腔积液中分离出致病菌。

(2) 病毒性肺炎:病毒性肺炎一般先引起上呼吸道感染,然后向下蔓延引起肺部炎症。因呼吸道黏膜防御功能受损,常诱发细菌感染。确诊需根据咽拭子、痰液病毒分离及血清特异性抗体测定。

(3) 肺结核:常见于年轻患者,有低热、盗汗等症状,早期为刺激性干咳,而后有痰,空洞形成后咳嗽加剧、痰量增多,半数患者可有咯血。诊断主要根据胸部 X 线检查和痰或其他标本中找到结核菌或结核特异性病理改变。

此外,肺念珠菌病还需要与肺曲霉病、卡氏肺孢子虫肺炎等相鉴别。

## 肺念珠菌病如何治疗

治疗原发病及去除诱发因素,如停用抗生素、激素及免疫抑制剂等。加强支持疗法,增强机体免疫功能。

(1) 轻症:消除诱因,治疗原发病,增强患者免疫能力。

(2) 重症:及时应用抗真菌药物。广谱抗真菌药对念珠菌、隐球菌、组织胞质菌等引起的深部真菌感染有较好疗效。如氟康唑水溶性好,体内分布广泛,吸收快,血药峰值高,在主要器官、组织、体液中具有较好的渗透能力,有口服及静脉滴注2种剂型;两性霉素B亦可用于重症病例,但毒性反应大,可选用毒性反应较小的两性霉素B脂质复合体。对有呼吸道感染者,可加用5氟胞嘧啶气溶吸入治疗。临床上应根据患者的状态和真菌药物敏感试验结果选用。

(3) 加强支持疗法,增强机体免疫功能。

# 如何判定肺念珠菌病的治疗效果

(1) 治愈:症状体征消失,胸部X线检查示肺部病变消失,痰培养连续3次阴性。

(2) 好转:症状体征基本消失,胸部X线检查示肺部病变有吸收好转,痰涂片未找到菌丝、芽孢。

(3) 未愈:症状体征未改善,痰培养阳性。

# 肺隐球菌病

C ## 什么是肺隐球菌病

新型隐球菌是一种世界范围内广泛分布的有荚膜包绕的酵母菌,常存在于鸟粪、鼠粪、土壤、空气、水果、蔬菜中,一般不寄生于人体。肺部隐球菌感染的初期,多数患者可无症状,少数患者出现低热、轻咳、咳黏液痰,偶有胸膜炎症状。在艾滋病患者中隐球菌感染经常是广泛播散的,免疫功能重度受损的患者中可以发生急性呼吸窘迫综合征(ARDS)。

肺隐球菌病为新型隐球菌感染引起的亚急性或慢性内脏真菌病,主要侵犯肺和中枢神经系统,也可以侵犯骨骼、皮肤、黏膜和其他脏器。本菌感染后仅引起轻度炎症反应,肺部有局限性或广泛性肉芽肿形成,坏死和空洞少见,钙化和肺门淋巴结肿大极为罕见,也可在胸膜下形成小结节。隐球菌可在脑部冠状切面的灰质部分产生病变,常可引起脑膜炎。本病青壮年多见,男多于女。预后严重,病死率高,近年来由于艾滋病的出现和蔓延,隐球菌感染的发生呈明显上升的趋势。

## 肺隐球菌病的临床表现如何

肺隐球菌病的临床表现无特异性,症状多样,轻重不一。一般根据临床表现的轻重分为以下几种情况。

（1）无症状型：多见于免疫功能健全者，多数在胸部 X 线检查时发现非特异性的影像学改变。

（2）慢性型：隐匿起病，表现为咳嗽、咳痰、胸痛、发热、夜间盗汗，可有气急、体重减轻、乏力和咯血等症状。一般无明显的体征。

（3）急性型：多见于艾滋病（AIDS）患者，主要症状是高热、明显的气促和低氧血症，可发生急性呼吸衰竭。体格检查可见发绀，双肺可闻及细湿啰音，同时还可伴有胸腔积液。

# 如何诊断肺隐球菌病

肺隐球菌病可单独存在，或与其他部位的隐球菌病同时发生。约 1/3 病例无任何症状，常在胸部 X 线检查中被发现，有时误诊为肺癌。

多数患者可有轻度咳嗽、咳少量黏液痰或血痰、胸痛、低热、乏力及体重减轻等，少数病例呈急性肺炎表现，偶有胸痛或肺实变和胸腔积液的体征。当并发脑脊髓膜炎时，则症状明显且严重，常有中等程度发热，偶可高热达 40 ℃ 并出现脑膜炎的症状和体征。

实验室检查示血白细胞计数和中性粒细胞比值轻度和中度增高，中晚期病例可有贫血。红细胞沉降率（血沉）增快。

胸部 X 线检查示病变可呈孤立的大球形灶或数个结节状病

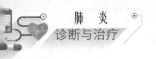
灶,周围无明显反应,类似肿瘤,或为弥漫性粟粒状阴影,或呈片状浸润阴影,以双侧中下肺部为多见,亦可为单侧或局限于一肺叶。约 10%患者有空洞形成。

当肺部或中枢神经系统感染被怀疑为隐球菌所致时,常规的方法是按标准留取痰或脑脊液,经离心沉淀后置于玻片上,加 1 滴细墨汁染色,覆盖盖玻片,在显微镜下可以找到直径 4～20 $\mu$m 的圆形厚壁孢子,内有大小不等的反光颗粒,外有宽阔折光的荚膜,有时可见出芽现象。

所有肺隐球菌病的患者都应做腰椎穿刺以排除脑膜炎。从患者的脑脊液、痰、支气管灌洗液、血、胸腔积液等标本中培养出新型隐球菌一般需要 4～7 天时间。国外开展的检查方法六胺银、过碘酸希夫染色均可证实有荚膜隐球菌的存在。另外可用乳胶凝集抗原试验查出血循环或脑脊液中的新型隐球菌的荚膜多糖抗原,当病变局限于肺内时,此试验结果为阴性,如试验结果阳性时,则提示新型隐球菌的感染已经播散了,但此试验偶有假阳性结果。

## 肺隐球菌病应与哪些疾病相鉴别

(1) 肺结核:肺结核多见外源性继发型肺结核,即反复结核菌感染后所引起。少数是体内潜伏的结核菌,在机体抵抗力下降时进行繁殖,而发为内源性结核,也有由原发病灶形成者,此型多见于成年人,病灶多在锁骨上下,呈片状或絮状,边界模糊,病灶可呈干酪样坏死灶,引发较重的毒性症状,而成干酪性(结核性)肺炎,坏死灶被纤维包裹后形成结核球。经过适当治疗的病灶,炎症吸收消散,遗留小干酪灶,钙化后残留小结节病灶,呈现纤维硬结病灶或临床痊愈。有空洞者,也可经治疗吸收缩小或闭合,有不闭合者,也无存活的病菌,称为"空洞开放愈合"。

(2) 肺癌:肺癌是常见的恶性肿瘤之一,近数十年来其发病率和死亡率都有明显增高的趋势。肺癌患者的影像学表现为肺门或周围出现类圆形阴影,密度较高,其癌性空洞的特点是空洞壁较厚、偏心、内壁不规则、凹凸不平,一般没有气液平面。肺隐球菌病的结节影一般密度较低,空洞壁较光滑,且位于胸膜下的结节一般不引起胸膜凹陷。

# 肺隐球菌病如何治疗

对于单纯有呼吸道隐球菌寄生的慢性阻塞性肺疾病患者,当没有肺部受侵犯的证据时应定期随访。对胸部 X 线有肺实质受侵犯、呼吸道分泌物中培养分离出新型隐球菌的患者应给予积极的治疗,防止发生血源性播散。对于免疫功能低下的患者,因病变极易由肺播散到中枢神经系统,所以即使其脑脊液检查还是阴性结果,亦应极早开始系统治疗。治疗以两性霉素 B 作为首选药物,单用两性霉素 B 时从小剂量开始,每日每千克体重 $0.1\sim0.25$ mg,逐渐增加至每日每千克体重 1 mg,加入 5% 葡萄糖液中,滴注时间不少于 $6\sim8$ 小时,1 个疗程总剂量为 $1\sim2$ g。

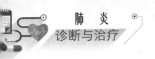
国外学者统计,在艾滋病患者中有 7% 的人并发新型隐球菌感染,在治疗中多采用积极的抗真菌治疗,选择两性霉素 B 和 5 氟胞嘧啶的联合应用,两性霉素 B 每日每千克体重 0.3 mg, 5 氟胞嘧啶每日每千克体重 100 mg(分 4 次口服),平均 4~6 周即可见到临床效果。对于两性霉素 B 的肝、肾毒性及可能引发的血管炎,5 氟胞嘧啶可能引起的骨髓抑制和腹泻造成的电解质紊乱,应给予认真的监测,出现毒性和不良反应的患者应减少药物剂量。对于不能耐受两性霉素 B 和 5 氟胞嘧啶的患者,推荐选用静脉滴注氟康唑(大扶康),首日剂量 400 mg,以后每日 200 mg,其可有效进入脑脊液。对临床症状较轻而有隐球菌感染证据的患者可以采用口服氟康唑或伊曲康唑。因伊曲康唑在脑脊液内浓度较低,一般作为维持治疗,每日 400 mg,用药 1~47 个月(平均 12 个月),复发率为 13%。用药时间长短取决于隐球菌培养及血清荚膜多糖抗原的阴转情况。单一肺部结节病灶的隐球菌感染,是否行外科手术切除目前还有争议,多数意见赞成抗真菌药物治疗,因为除了少数单一结节外科手术治疗有效,多数病例不可能完全切除肺部隐球菌结节或团块以控制感染。个别患者因胸膜渗出需引流,其余绝大多数患者药物治疗就可以达到治疗目的。

## 如何预防肺隐球菌病

本病呈世界性分布,国内 20 个省、市、自治区均有病例报道,多见于 40 岁以上年龄组。60% 发生于免疫抑制患者,艾滋病

(AIDS)患者特别容易感染。预防的主要措施如下。

（1）规范用药：长期大量应用抗生素，可引起机体菌群失调；肾上腺皮质激素的滥用，可抑制机体的免疫反应，这些都为隐球菌的感染和扩散创造了条件。因此，应严格遵循上述药物的使用指标，杜绝滥用，对于长期应用抗生素或肾上腺皮质激素的病例，若病情未见好转或恶化者，应考虑有隐球菌感染的可能，及时进行病原学检查。

（2）早期发现及治疗：隐球菌病多继发于其他疾病，原发性较少见。对恶性肿瘤、慢性消耗性疾病、结缔组织疾病和器官移植的病例，一旦发生可疑隐球菌感染，应立即查清病原菌，及时予以治疗，而且用药时间应适当延长。

（3）注意卫生保健：忌食腐烂变质的梨、桃等瓜果，防止鸽粪、鼠粪污染环境。

# 肺 放 线 菌 病

## 什么是肺放线菌病

肺放线菌病系由厌氧以色列放线菌感染肺部引起的慢性化脓性肉芽肿性疾病,常可累及面、颈、胸和腹部等多部位和器官。此菌为正常人口腔、龋齿、扁桃体隐窝中的常存菌。本病可发生于各年龄组,以青壮年发病率最高,男女患病比为 3∶1。多数由于口腔卫生不良,吸入含有放线菌颗粒的分泌物而发病,也可来自血行播散或腹部病灶的直接蔓延。本菌在厌氧条件下琼脂培养,生长球形菌落。在组织内呈黄色颗粒,通称"硫黄颗粒",系由菌丝缠结而成。镜检为革兰阳性的 $0.5\sim1.0~\mu m$ 的菌丝团,四周菌丝呈放射状排列,菌丝末端膨大呈棒状。胸部 X 线示单侧或双侧肺散在不规则斑片状浸润阴影,可融合成实变,其中有不规则透亮区,亦可伴有胸腔积液。病变蔓延到肋骨和脊椎时,可见到骨膜炎征象,肋骨或脊椎破坏。

## 肺放线菌病的临床表现如何

本病多为缓慢起病,开始有低热或不规则发热、咳嗽,咳出少量黏液痰。随着病变的进展,肺部形成多发性脓肿时,则症状加重,可出现高热、剧咳、大量黏液脓性痰,且痰中带血或大咯血,伴乏力、盗汗、贫血及体重减轻。病变延及胸膜可引起剧烈胸痛,侵入胸壁有皮下脓肿及瘘管形成,经常排出混有菌块的脓液,瘘管周围组织有色素沉着,瘘管口愈合后在其附近又可出现瘘管。如纵隔受累,可致呼吸或吞咽困难,严重者可导致死亡。可有肺脓肿及胸腔积液体征。

## 肺放线菌病的辅助检查有什么特征性表现

（1）实验室检查:血液检查可见血白细胞升高,红细胞沉降率(血沉)增快。病原学检查从痰、脓液或窦道分泌物中可见直径为 0.25～3 mm 的黄色颗粒,低倍镜下观察呈圆形,中央颜色较淡,排列成放射状,类似孢子,将颗粒压碎作革兰染色,油镜下可见革兰阳性 Y 形分支细菌丝。将含有硫黄颗粒标本在厌氧条件下,置于无抗生素的培养基上,可见病原菌生长,结合生化反应和菌种鉴定加以鉴别。将培养的菌株注入小白鼠腹腔,4～6 周后可见小鼠腹腔内有许多小脓肿,切片可见"硫黄颗粒",镜检可见革兰阳性分支菌丝。

（2）X 线表现为支气管肺炎,肺实变,其间有多个小透光区,亦可表现为团块状阴影,若经血行播散,则表现为肺内粟粒性病变。晚期有肺纤维化、胸膜增厚,病变蔓延到肋骨和脊椎时,可见到骨膜炎征象,肋骨或脊椎破坏。

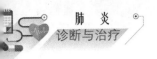

## 如何诊断肺放线菌病

（1）多有口腔卫生不良、拔牙或口腔感染病史。

（2）发病缓慢，可出现发热、咳嗽、咳痰、咯血、痰中有"硫黄颗粒"，波及胸膜可形成脓胸和胸壁瘘管，并排出含硫黄色颗粒脓液。病变可蔓延至邻近组织或器官，亦可血行播散。可出现肺部湿啰音、肺实变、胸膜摩擦音或胸腔积液体征。

（3）胸部 X 线检查示肺内散在不规则浸润影，可融合成大片实变，内有透亮区。

（4）痰、胸液、窦道分泌物中找到"硫黄颗粒"，镜检为革兰阳性的放线菌。厌氧培养放线菌生长可确诊。

（5）瘘管壁活检查见菌丝节段或"硫黄颗粒"可确诊。

此外，肺放线菌病需与以下疾病相鉴别：①肺结核；②支气管癌；③肺脓肿；④奴卡病菌病；⑤肺癌等。

## 肺放线菌病如何治疗

治疗肺放线菌病应以抗生素为主，青霉素为首选药，剂量宜大。如有脓肿形成，手术切开排脓，可收到控制炎症的效果。

（1）药物疗法：抗生素首选青霉素，剂量宜大，多数病例治疗有效，部分由于硬结变化广泛，纤维变性部位的血管较少，故疗

效较差,疗程应适当延长。青霉素静脉滴注,每日 1 000 万～
2 000 万 U,2～3 周或病情改善后减量至每日 200 万～600 万 U,
6 周后给予长效青霉素或红霉素口服。轻症患者总疗程 2～4 个
月,重症患者 6～12 个月,能减少复发。青霉素过敏者可选择林
可霉素、红霉素。

(2) 免疫疗法:也有一定效果。一般应用放线菌溶素做皮内
注射,首次剂量 0.5 ml,以后每 2～3 日注射 1 次,剂量逐渐增至
0.7～0.9 ml,以后每次再增加 0.1 ml。全疗程为 14 次,或达到每
次 2 ml 为止。放线菌素免疫疗法能增强机体的免疫能力。

(3) 手术疗法:药物治疗同时应进行外科引流和清创术。慢
性病灶可手术切除,胸壁脓肿或脓胸必须切开引流。久治不愈
的放线菌性肺肉芽肿、纤维化、支气管扩张、胸壁或肋骨病变、瘘
管等可采用手术切除。

(4) 高压氧疗法:由于放线菌是厌氧性细菌,近年来应用高
压氧治疗放线菌病,对抑制放线菌的发展能起到较好的作用,是
当前采用的综合治疗方法之一。

# 如何预防肺放线菌病

(1) 注意饮食卫生,不吃变质食品。

(2) 注意口腔卫生,防止感染,如拔牙后应及时使用抗生素等。

(3) 对病牙及扁桃体等病灶应早期治疗,以清除放线菌的发
源地。

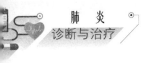
（4）对于呼吸道炎症病变及胃肠道溃疡或炎症病变发生的穿孔，均应在早期正确处理，避免形成放线菌的慢性感染病灶。

（5）当有化脓性细菌感染时，积极做好灭菌工作，避免放线菌侵入组织。

（6）因肺放线菌病绝大多数是内源性感染，免疫抑制剂的大量应用常是一个重要的诱发因素，故要尽量避免免疫抑制剂的大量应用。

（7）当人体抵抗力降低时易引起放线菌病，增强体质、提高免疫力对预防放线菌病有很大意义。

# 肺孢子虫病

## 什么是肺孢子虫病

肺孢子虫病是由卡氏肺孢子虫引起的呼吸系统感染。其临床特征为发热、干咳、呼吸急促、呼吸困难和发绀等,症状常呈进行性加剧,病死率高。卡氏肺孢子虫广泛存在于人和某些哺乳类动物的肺组织内,隐性、亚临床或潜在性感染相当多见。血清流行病学调查显示,多数健康儿童幼年曾与原虫接触,2/3 以上可检得 IgG 抗体,与患者接触的医务人员中 7%~15% 抗体效价升高。本病呈世界性分布,患者和隐性感染者为传染源,主要通过空气飞沫传播,健康人感染后一般不发病。

## 肺孢子虫病如何分型

本病潜伏期多数为 1~2 个月,根据宿主情况可分为以下两种类型。

(1) 流行型或婴幼儿型:多见于早产儿、体质虚弱或有先天性免疫缺陷的婴幼儿。起病较隐匿,最初症状可为厌食、消瘦、腹泻、低热,数周后才出现呼吸道症状,表现为呼吸增快、干咳、

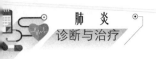
呼吸困难、鼻翼扇动及发绀，并呈进行性加重。

（2）儿童成人型：多见于有免疫缺陷的儿童或成人。起病常急，有发热、干咳、脉速、鼻翼扇动、呼吸急促及发绀，同时可有肝脾肿大。艾滋病（AIDS）患者起病缓慢，先有体重下降、盗汗、淋巴结肿大，继而出现呼吸道症状，可持续数月。起病 1 周后胸部 X 线显示双侧弥漫性条索状或斑点颗粒状阴影，自肺门向外周扩散，其后融合成结节，呈云雾状，嗜酸性粒细胞增高，有明显低氧血症。卡氏肺孢子虫可经血液、淋巴液播散至淋巴结、脾、肝、骨髓、视网膜、皮肤等。

## 如何诊断肺孢子虫病

对免疫缺损的患者，如出现发热、干咳、进行性呼吸困难，胸部 X 线检查符合间质性肺炎时，应高度怀疑本病。通常患者体征较少，肺部可闻及散在干湿啰音或呼吸音减低。胸部 CT 常见急性期呈弥漫性均匀分布的斑片状阴影，随时间的进展逐渐出现间质网状改变。本病确诊有赖于病原体的检出，方法有痰液或气管分泌物涂片、支气管肺泡灌洗液沉渣涂片、经皮穿刺吸引和纤维支气管镜肺活检。

## 肺孢子虫病如何治疗

（1）对症及支持治疗：患者应卧床休息，给予吸氧、改善通气,注意水和电解质平衡。

(2) 病原治疗:可选用复方磺胺甲唑、三甲曲沙、喷他脒、克林霉素与磷酸伯氨喹、氨苯砜、皮质类固醇激素与抗原虫药物。

## 如何预防肺孢子虫病

患者应予以呼吸道隔离,避免与免疫缺陷或正在接受免疫抑制药物治疗者接触。对易感者可预防应用复方磺胺甲唑、喷他脒、氨苯砜。

# 嗜酸性粒细胞性肺炎

## 什么是急性嗜酸性粒细胞性肺炎

急性嗜酸性粒细胞性肺炎(acute eosinophilic pneumonia, AEP)于 1989 年首次报道。因其不同于单纯性肺嗜酸性粒细胞浸润症,因此近年来将其作为一个独立的临床病症。

其诊断标准如下:①急性发热性疾病;②重度低氧血症;③影像学表现为双肺弥漫性浸润;④支气管肺泡灌洗液中嗜酸性粒细胞占细胞成分的 25%;⑤排除寄生虫、真菌等病原体所致的肺部感染;⑥排除药物反应;⑦使用糖皮质激素治疗后很快痊愈;⑧停用糖皮质激素后不复发。

(1) 发病原因:其病因尚未明确,多认为与吸入环境中的过敏物质有关,猜测为不明变应原引起的超敏反应。

(2) 病理表现:主要病理改变为急性弥漫性肺泡损害。肺泡腔、间质和支气管壁可见明显的嗜酸性粒细胞浸润,大部分病例可有透明膜形成,Ⅱ型肺泡上皮细胞增生。后期可见间质水肿、炎症细胞大量浸润和纤维组织增生。没有血管炎和肺外脏器受损表现。

## 急性嗜酸性粒细胞性肺炎的辅助检查有哪些表现

（1）外周血：白细胞总数明显增高，而嗜酸性粒细胞增高不明显。

（2）支气管肺泡灌洗液（bronchoalveolar lavage fluid, BALF）：嗜酸性粒细胞明显增高，分类计数常大于 25%，白介素-5 和血管内皮生长因子（vascular endothlial growth factor, VEGF）水平常升高。

（3）血清总免疫球蛋白 E（IgE）水平中度升高，低氧血症（$PaO_2 < 60$ mmHg），部分患者出现严重的呼吸衰竭。

（4）X 线检查：早期胸部 X 线表现为密度较淡的斑点状浸润影，可有 Kedey B 线，可迅速（48 小时内）发展为两肺弥漫性对称分布的肺泡和间质浸润，类似急性呼吸窘迫综合征（ARDS）的毛玻璃样或微结节状表现。可出现较少或中等量胸腔积液。

（5）CT 扫描：可见弥漫性肺实质浸润。

（6）肺功能试验：表现为伴有弥散功能障碍的限制性通气功能损害。

（7）胸腔积液：pH 较高且含大量嗜酸性粒细胞。

## 急性嗜酸性粒细胞性肺炎如何治疗

肾上腺皮质激素为首选治疗药物，用药数小时内症状即可

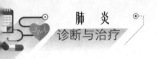

缓解,1～2周内肺浸润可完全消失。常用甲泼尼龙每6小时60～125 mg,症状控制后改为泼尼松每天40～60 mg,口服2～4周,随后减量停药。

急性嗜酸性粒细胞性肺炎预后一般较好,部分可自发缓解,治愈后一般不会复发。

## 什么是慢性嗜酸性粒细胞性肺炎

慢性嗜酸性粒细胞性肺炎(chronic eosinophilic pneumonia, CEP)又称迁延型肺嗜酸性粒细胞增多症,是指原因不明的血中嗜酸性粒细胞增多伴有肺部嗜酸性粒细胞浸润的疾病。发病的高峰年龄是30～40岁,女性患病率几乎是男性的2倍。1/3～1/2的患者有过敏性鼻炎或鼻息肉等病史,另外有2/3的患者有成人发作性哮喘或其他呼吸道症状。本病较单纯型嗜酸性粒细胞增多症病程长,通常为2～6个月,甚至超过1年,症状也较严重,呈亚急性临床表现,常见的症状有低热、夜间大量出汗、中度体重下降、咳嗽、有少许黏痰,约2/9患者有少量咯血,患者最后发展为与发作性哮喘有关的渐进性呼吸困难。少数患者表现为急性严重的呼吸衰竭或急性呼吸窘迫综合征(ARDS)。

## 慢性嗜酸性粒细胞性肺炎的临床表现如何

近半数患者有既往过敏疾病史,如过敏性鼻炎、鼻息肉等。

约 2/3 患者以哮喘为首发症状,或与其他肺部症状同时出现。起病较缓,常见症状有咳嗽、低热、盗汗、体重减轻、乏力等,少数患者可有咯血,后期常有进行性气急,与哮喘发作有关。半数以上患者体检可以出现喘鸣,并可听到细湿啰音。

## 慢性嗜酸性粒细胞性肺炎有哪些并发症

少数病例可发生严重的急性呼吸衰竭。患者呈急性热病容,面颊绯红,鼻翼扇动,皮肤灼热、干燥,心率增快,有时心律不齐,病变广泛时可出现发绀。有败血症者,可出现皮肤、黏膜出血点,巩膜黄染;累及脑膜时,可有颈项抵抗及出现病理性反射。早期肺部体征无明显异常,仅有胸廓呼吸运动幅度减小,叩诊时呈轻度浊音,还可出现呼吸音减低及胸膜摩擦音。肺实变时有叩诊呈浊音、触觉语颤增强及出现支气管呼吸音等典型体征。消散期可闻及湿啰音,重症患者有肠充气,上腹部压痛多与炎症累及膈胸膜有关。感染严重时可伴发休克、急性呼吸窘迫综合征及神经症状,表现为神志模糊、烦躁、呼吸困难、嗜睡、谵妄、昏迷等。

## 如何诊断慢性嗜酸性粒细胞性肺炎

根据病史、病程、两肺存在哮喘音、外周血嗜酸性粒细胞增高及胸部 X 线阴影可做出临床诊断,不典型者可经肺活检进行病理

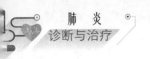

检查,以明确诊断。必要时可用泼尼松试验性治疗以帮助诊断。

实验室检查:白细胞增多($>10\times10^9$/L)。60%~90%的患者外周血嗜酸性粒细胞增多($>6\%$),但外周血嗜酸性粒细胞缺乏也不排除该病。痰中可找到较多的嗜酸性粒细胞。红细胞沉降率(血沉)增快($>$每小时 20 mm)。1/3 的病例血 IgE 升高。

其他辅助检查:肺功能的异常和严重程度与疾病的阶段有关,典型者为中、重度的限制性通气功能障碍、一氧化碳弥散量(carbon monoxide diffusing capacity,DLCO)下降、肺泡动脉血氧梯度升高,如果伴有哮喘则有阻塞性的改变。X 线表现为与胸膜相对的周围渐进密度增强的浸润影,边缘不清,呈非节段性亚段和叶的分布,多位于肺外周 2/3,而肺门处较透明,故称为"肺水肿反转形状",阴影易在原处复发,泼尼松治疗后阴影很快吸收。与吕弗勒综合征(Loffler 综合征)相反,慢性嗜酸性粒细胞性肺炎(CEP)的肺浸润为非迁移性,很少有胸腔积液。不典型的 X 线表现包括结节状浸润、弥漫性毛玻璃样的肺泡填充征。对于临床怀疑而 X 线表现不典型的病例可作 CT 检查,在症状发作的前几周,大部分表现为典型的密度区、周围局部的肺泡实变,当症状持续 2 个月以上,可见有条索带状不透光区,并见纵隔淋巴结肿大。

## 慢性嗜酸性粒细胞性肺炎如何治疗

泼尼松是慢性嗜酸性粒细胞性肺炎(CEP)最主要的治疗药

物,大多数病例用泼尼松(每天 40 mg,为最初剂量)治疗后,6 小时内退热,24~48 小时呼吸困难、咳嗽和嗜酸性粒细胞浸润减轻,低氧血症在 2~3 日得到缓解,1~2 周 X 线改善,快者 2~4 日。症状完全缓解在 2~3 周,X 线表现在 2 个月内恢复正常。待症状好转和肺部症状吸收后逐渐减量(10~14 日),总疗程 4~6 个月。并发严重的呼吸衰竭或急性呼吸窘迫综合征(ARDS)时予以相应的治疗。

## 慢性嗜酸性粒细胞性肺炎的预后如何

慢性嗜酸性粒细胞性肺炎(CEP)预后一般良好,但偶可致死。未经治疗的患者很少能缓解,经糖皮质激素治疗的患者病死率明显下降。但如果泼尼松过快减量或间断时,58%~80%的患者可复发,复发常出现在原来的解剖部位上,需 1~2 年的治疗,25%的患者需长期维持剂量(每日 2.5~10 mg)直到疾病痊愈。尽管没有指标表明患者会复发或需要长期维持治疗,但短程(1~3 个月)治疗常致复发,且可多次复发,再次服用泼尼松仍然有效。

# 特发性间质性肺炎

## 什么是特发性间质性肺炎

特发性间质性肺炎(idiopathic interstitial pneumonia, IIP)又名特发性肺间质纤维化(idiopathic pulmonary fibrosis, IPF),特发性意指原因未明,为一组原因不明的进行性下呼吸道疾病。病理过程一般为进展缓慢的弥漫性肺泡炎和(或)肺泡结构紊乱,最终导致肺泡结构破坏,形成肺泡腔内完全性纤维化和囊泡状的蜂窝肺,为一种比较常见的肺疾病。可发生于任何年龄,多见于40~60岁的中老年人。

其临床特征是出现进行性呼吸困难,X线显示两肺弥漫性网状结节状阴影,肺功能检查表明有限制性通气功能障碍、弥散功能障碍和肺的顺应性降低。病变特征早期表现为脱屑性间质性肺炎,晚期呈现不同程度的间质纤维化和蜂窝肺。多数患者呈慢性经过,但本病预后不佳,病死率甚高,常因肺功能不全和心力衰竭而死亡。平均生存期为5~6年,也有存活10年以上者,少数急性型病例进展急剧,多在6个月内死亡,年龄越小者,病程越短。本病确切的病因和发病机制不明,可能与自身免疫、遗传因素和病毒感染有关。

目前较多的看法认为特发性肺间质纤维化是一种自身免疫性疾病。其根据是本病常常与一些自身免疫性疾病,如类风湿关节炎、硬皮病、系统性红斑狼疮等同时发生,而且在这些疾病中,肺部发生的病变与IPF的病变极其相似。IPF患者可出现高丙种球蛋白血症,升高的免疫球蛋白主要是IgG、IgM、IgA,部分患者可检出自身抗体,尤其是抗核抗体、类风湿因子阳性率较高。患者支气管肺泡灌洗液和血清中可检出免疫复合物(IgG-抗原复合物及IgM-C3b-抗原复合物),循环中免疫复合物也可在肺泡毛细血管壁内沉积。免疫复合物激活肺巨噬细胞释放趋化因子,引起肺组织内中性粒细胞、单核细胞和嗜酸性粒细胞浸润,这些细胞能产生氧自由基,还能分泌一些蛋白酶,如胶原酶、弹性硬蛋白酶等,引起肺组织损伤,巨噬细胞还可产生纤维连接蛋白,促进纤维细胞增生,形成纤维化。

本病有家族性,有些患者是双胞胎,或者同家族的患者,尽管异地居住多年,仍可发生同样的疾病。遗传连锁研究表明,家族性IPF发生的危险与免疫球蛋白的γ异型有关。此外,在IPF患者中,存在HLA-B8、HLA-B12、HLA-B15和HLA-DW3、HLA-DW6、HLA-DR2抗原者多,均提示本病的发生与遗传因素有关。

约40%患者症状发作时有流感样表现及胸部症状,也有证据表明患者发病前有接触病毒史。有人报告,IPF患者血清中EB病毒抗体增加,可测出对病毒壳体抗原的IgA,提出EB病毒可能在IPF的病因学中起重要作用。

# 特发性间质性肺炎如何分类

多年来,对特发性间质性肺炎(IIP)概念的理解一直存在差

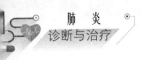

异，IIP 的分类也经历了一个不断演化和修订的过程。目前美国胸科学会（American thoracic scociety, ATS）/欧洲呼吸学会（European respiratory society, ERS）分类统一了既往病理和临床对 IIP 概念和分类的不同看法和认识，有利于 IIP 的诊治以及国际的科研合作。当然，这个分类的适用性和合理性还有待实践的检验和完善。

具体分类：①寻常型(普通型)间质性肺炎/特发性肺间质纤维化(UIP/IPF)；②非特异性间质性肺炎(NSIP)；③隐源性机化性肺炎(COP)；④急性间质性肺炎(AIP)；⑤呼吸性细支气管炎性间质性肺疾病(RBILD)；⑥脱屑性间质性肺炎(DIP)；⑦淋巴样间质性肺炎(LIP)。

ATS/ERS 分类同时指出，IIP 各型的诊断除临床和影像学资料外，明确诊断依赖于电视胸腔镜手术(VATS)/开胸肺活检，但最后的病理诊断应密切联系临床资料和影像学，单独由临床医生、放射科医生或病理科医生做出诊断都有可能是片面的，应尽可能进行 CRP 诊断，即临床放射病理诊断(CRP)。长期以来，病理和临床采用不同的分类标准和术语，使有关 IIP 各亚型的名词概念相当混乱，不利于诊治和研究。

IIP 的诊断和分类对病理医生是一个新的问题，病理医生必须仔细阅片，密切联系临床和影像学资料，才能做出正确的诊断。尽管 IIP 各型都表现为不同程度的间质炎症和纤维化，但每型都有各自的病变特点。在病变进程上，除 UIP 显示病变进展不一致外(即新老病变交杂、病灶之间有接近正常的肺组织)，其他各型都显示病变在同一个阶段。胸膜下的蜂窝肺主要见于

UIP,其他各型不易见到或出现较晚。DIP主要表现为弥漫性的肺泡内巨噬细胞聚集。RBILD的病理变化与DIP类似,不同点在于病变相对局限在呼吸性细支气管及其周围的气腔,有明显的呼吸性细支气管炎。成纤维细胞灶主要见于UIP。AIP有透明膜形成,其他各型则无此变化。COP主要显示呼吸性细支气管及以下的小气道和肺泡腔内有机化性肺炎改变,其他各型的闭塞性细支气管炎机化性肺炎(bronchiolitis obliterans organizing pneumonia, BOOP)样改变较局限或缺乏。

# 什么是普通型间质性肺炎

此病起病隐匿,但进展迅速,多在数月或几年内病情明显恶化,部分患者在发病初10年内可能比较平稳,但其病情不会自发缓解,大部分患者在出现症状后3～8年内死于呼吸衰竭。其他的死亡原因是心力衰竭、肺栓塞、肺部感染和脑血管意外,6%～10%的患者可发生肺癌。

(1)临床特点:此型在IIP中最为常见(占65%左右),50岁以上的成年人多发,约2/3患者年龄大于60岁,男性多于女性。临床表现为干咳、呼吸困难等,多数患者可闻及吸气性爆裂音,以双肺底部最为明显,1/3以上的患者可见杵状指。肺功能异常主要为中至重度限制性通气功能障碍和(或)弥散功能障碍。实验室检查缺乏特征性,10%～25%的患者血清抗核抗体(antinuclear antibodies, ANA)和类风湿因子(rheumatoid factors, RF)阳性。

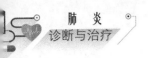

（2）影像学特点：胸部 X 线主要表现是两肺基底部和周边部的网状阴影，常为双侧、不对称性，伴有肺容积减少。CT 对普通型间质性肺炎（UIP）的诊断具有重要意义，主要表现为两肺片状、以基底部为主的网状阴影，可有少量毛玻璃状影。在纤维化严重的区域，常有牵引性支气管和细支气管扩张和（或）胸膜下的蜂窝样改变。

（3）病理特点：肉眼观察双肺体积缩小，质地较硬，脏层胸膜增厚，散在局灶性瘢痕，可见肺气肿甚至肺大泡形成。切面呈双肺弥漫性实变，轻重不一，严重受累处形成多房囊性结构，即蜂窝肺。低倍镜下病变呈斑片状分布，主要累及胸膜下及肺实质，间质炎症、纤维化和蜂窝肺改变轻重不一，新旧病变交杂分布，病变间可见正常肺组织。早期病变是肺泡间隔增宽充血，淋巴细胞、浆细胞和组织细胞与散在的中性粒细胞浸润，伴有Ⅱ型肺泡上皮和细支气管上皮增生，部分肺泡内可见巨噬细胞。纤维化区有数量不等的胶原纤维沉积，炎症细胞相对较少，肺泡间隔毛细血管床减少乃至完全消失，其间可形成假腺样结构，内覆增生的Ⅱ型肺泡上皮。蜂窝肺改变的区域是由大小不等的囊性纤维气腔所构成，被覆有细支气管上皮细胞。在纤维化区和蜂窝肺区可见呼吸性细支气管、肺泡管以及重建的囊壁内有大量增生的平滑肌束，形成所谓"肌硬化"。除了上述提及的老病灶（胶原沉积的瘢痕灶）外，同时还有增生活跃的肌成纤维细胞和成纤维细胞，基质呈黏液样，位于肺间质，突向被覆呼吸上皮的腔面，此结构称为成纤维细胞灶。总之，成纤维细胞灶、伴胶原沉积的瘢痕化、不同时相病变的共存和蜂窝肺病变是诊断 UIP 的重要

188

依据,也是与特发性间质性肺炎(IIP)其他类型相区别的要点。

## 什么是非特异性间质性肺炎 ⟩

非特异性间质性肺炎(nonspecific interstitial pneumonia, NSIP)是一种间质性肺炎的组织学类型,不是一种特异的临床疾病。

(1) 临床特点:本型的确切发病率尚不清楚,估计约为36/10万人。研究表明 NSIP 有着相对特异的临床和病理学表现,应该作为一个独立的病理实体看待,2000 年和 2002 年的 ATS/ERS 分类都认同了特发性 NSIP(iNSIP)在 IIP 家族中的地位。NSIP 发病以中老年为主,可发生于儿童,平均发病年龄 49 岁,起病隐匿或呈亚急性经过。其病因不清,部分患者可伴有某些潜在的结缔组织疾病、有机粉尘吸入、某些药物反应以及急性肺损伤的缓解期等。临床主要表现为渐进性呼吸困难和咳嗽。与普通型间质性肺炎(UIP)相比,大部分 NSIP 患者对皮质激素有较好的反应和相对较好的预后,5 年内病死率为 15%～20%以下。

(2) 影像学特点:高分辨 CT 显示双肺对称性毛玻璃影或双肺肺泡腔的实变影。

(3) 病理特点:主要病理学特征为肺间质不同程度的炎症和纤维化。根据其间质炎症细胞的数量和纤维化的程度,有学者将 NSIP 分成 3 型:①富于细胞型,约占 50%,主要表现为间质的炎症,很少或几乎无纤维化,其特点为肺泡间隔内淋巴细胞和浆细胞的混合浸润,其炎性细胞浸润的程度较 UIP 和脱屑性间质

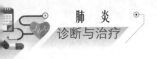

性肺炎(DIP)等其他类型的间质性肺病更为突出。与淋巴样间质性肺炎(LIP)相比,此型肺泡结构没有明显的破坏,浆细胞的浸润数量更为突出。间质炎症常常伴有肺泡呼吸上皮的增生。②混合型,约占 40%,间质有大量的慢性炎细胞浸润和明显的胶原纤维沉着。此型与 UIP 不易鉴别,区别的要点是本病全肺的病变相对一致,无蜂窝肺,部分可见成纤维细胞灶,但数量很少。③纤维化型,约占 10%,肺间质以致密的胶原纤维沉积为主,伴有轻微的炎症反应或者缺乏炎症。很少出现成纤维细胞灶,病变一致是不同于 UIP 的鉴别要点。

## 什么是隐源性机化性肺炎

隐源性机化性肺炎(COP)又称特发性闭塞性细支气管炎伴机化性肺炎,它是一种肺对各种刺激产生炎症反应的方式。

(1) 临床特点:隐源性机化性肺炎是一种原因不明的机化性肺炎。COP 发病年龄以 50~60 岁为多,平均 55 岁,无性别差异,与吸烟无关。病程多在 2~6 个月以内,2/5 的患者发病有类似流感的症状,如咳嗽、发热、周身不适、乏力和体重减轻等。常有吸气末的爆裂音。常规实验室检查无特异表现,但红细胞沉降率(血沉)可显著加快,C 反应蛋白可增加,血液白细胞轻度到中度增加,自身抗体常为阴性或轻度阳性。肺功能主要表现为限制性通气障碍,静息和运动后的低氧血症是一个常见的特点,通常有肺泡动脉氧分压差增加,弥散功能下降。2/3 的患者对皮质激素有较好的反应。

(2)影像学特点:胸部X线表现为双侧弥漫性不对称浸润,多发性双肺斑片状浸润影,且其斑片状浸润影有游走性。高分辨CT显示肺部斑片状肺泡腔内实变、毛玻璃影、小结节阴影和支气管壁增厚和扩张,主要分布在肺周围,尤其是肺下野。

(3)病理特点:主要病理变化是呼吸性细支气管及以下的小气道和肺泡腔内有机化性肺炎改变,终末细支气管壁内有单核细胞浸润,小气道内有结缔组织栓,2/3的患者累及肺泡管。有的患者肺泡内见到急性炎症细胞和纤维素性渗出,远端气室形成结缔组织肉芽肿,伴有中度间质受累。更为常见的是形成水肿型肉芽组织充塞终末和呼吸性细支气管,并延伸入肺泡管。

(4)预后:本病预后较好,2/3的患者经治疗后临床和病理生理异常可完全恢复,因病情进行性进展而死亡者少见。

# 什么是急性间质性肺炎

急性间质性肺炎(AIP)是一种进展迅速的间质性肺炎。其确切发病机制目前尚不清楚。

(1)临床特点:急性间质性肺炎罕见,为肺的急性损伤性病变,酷似原因不明的特发性急性呼吸窘迫综合征(ARDS),多数患者既往体健,起病急剧(数日至数周内)。初期有类似上呼吸道病毒感染的症状,表现为发热、干咳,继发感染时可有脓性痰液、胸闷、乏力、进行性呼吸困难、发绀、喘鸣、胸部紧迫感,很快

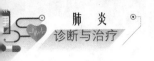

出现杵状指,部分患者有自发性气胸。抗生素治疗无效,多于 2 周至半年内死于急性呼吸衰竭和右心功能衰竭,AIP 病死率高达 60%。平均发病年龄 49 岁,无明显性别差异。常规实验室检查可出现红细胞沉降率(血沉)增高,类风湿因子、免疫球蛋白、狼疮细胞等阳性,但无特异性。

(2) 影像学特点:胸部 X 线早期可能正常,多数表现为双肺中下野散在或广泛的斑片状阴影,随着病情的发展可出现双肺不对称的弥漫性网状、条索状或斑点状浸润影,并向中上肺叶扩展,以肺的外带为主。CT 扫描表现为肺纹理增厚、结构紊乱、小片状阴影,并可见支气管扩张征,也有的表现为双侧边缘模糊的毛玻璃样改变或者双侧广泛分布的线状、网状、小结节状甚则实变阴影,偶见细小蜂窝样改变。

(3) 病理特点:早期肺泡间隔因为血管扩张、基质水肿及炎症细胞浸润而增厚,其中以淋巴细胞浸润为主,肺泡上皮增生、化生形成柱状,增宽了肺泡间隔。随病情的进展,血管内皮细胞和肺泡上皮细胞坏死、脱落,肺泡内形成嗜酸性物质透明膜。进入晚期后,肺泡间隔内出现成纤维细胞和肌纤维母细胞,但胶原沉积较少,毛细血管被纤维组织替代,肺小动脉内膜增生、管壁增厚,肺泡因纤维化而闭锁减少,残存的肺泡形状、大小不一。

## 什么是呼吸性细支气管炎性间质性肺疾病

(1) 临床特点:本型罕见,其特点是呼吸性细支气管炎伴发周围气腔内大量含色素的巨噬细胞聚积,与脱屑性间质性肺炎(DIP)极为相似。平均发病年龄36岁,男性稍多于女性,迄今报道的病例均有吸烟史。临床表现类似DIP,杵状指(趾)少见,双肺有爆裂音。与普通型间质性肺炎(UIP)相比,本型糖皮质类固醇治疗有明显的效果,预后较好。

(2)影像学特点:高分辨CT扫描约2/3的患者显示网状结节影,缺乏毛玻璃样改变。

(3)病理特点:病理变化与DIP类似,不同点在于本病相对局限在呼吸性细支气管及其周围的气腔,其内有大量含色素的巨噬细胞聚集,远端气腔不受累,并且有明显的呼吸性细支气管炎,肺泡间隔增厚和上皮化生等亦类似于DIP的表现。

# 什么是脱屑性间质性肺炎

(1)临床特点:"脱屑"是指肺泡上皮脱落聚集在肺泡腔内的现象,本型肺泡腔内聚集的细胞不是肺泡上皮而是巨噬细胞,"脱屑"这个概念不准确,但现在一直沿用此名。脱屑性间质性肺炎(DIP)的治疗和预后都较普通型间质性肺炎(UIP)为好,10年生存率大约为70%。DIP多见于有吸烟史者,平均发病年龄是42岁,男性多见,约为女性的2倍。大多数患者为亚急性起病(数周至数月)或隐匿,临床表现与UIP类似,咳嗽和呼吸困难是最常见的症状,半数患者有杵状指。肺功能为限制性通气障碍,伴有弥散功能降低和低氧血症。一般实验室检查无特殊发现。

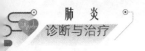

(2) 影像学特点:20％的患者胸部 X 线接近正常。大约 1/4 的患者胸部 X 线片和高分辨 CT 扫描显示在中下肺野出现弥漫的磨玻璃样改变,后期也可出现线状、网状、结节状间质影像。

(3) 病理特点:主要的组织学特点是弥漫性的肺泡内巨噬细胞聚集,均匀分布,这种变化在呼吸性细支气管周围尤为明显,并弥散到远端气腔甚至整个肺实质。除了肺泡壁轻至中度增厚外,无纤维化瘢痕、蜂窝肺,成纤维细胞灶缺如或不明显。间质有少量淋巴细胞和浆细胞浸润。

## 什么是淋巴样间质性肺炎

(1) 临床特点:淋巴样间质性肺炎(LIP)为一组肺淋巴组织增生性疾病,2002 年的美国胸科协会/欧洲呼吸协会(ATS/ERS)将特发性 LIP 归入特发性间质性肺炎(IIP)的原因,主要是考虑到在 IIP 的鉴别诊断中需要考虑 LIP,而且其本身也是一种不明原因的间质性肺炎,且显示与间质性肺病相似的临床和影像学特点。在人类免疫缺陷病毒(HIV)感染的人群、其他免疫缺陷和自身免疫性疾病患者中相对常见。成人 LIP 患者常为女性,发病时的平均年龄在 50 岁左右。起病缓慢,表现为咳嗽、进行性呼吸困难,可能有发热、消瘦、胸痛,偶见咯血、关节痛。杵状指及外周、纵隔淋巴结肿大或肝脾肿大多见于儿童患者。听诊可闻及双肺底部爆裂音。实验室检查可见轻度贫血及免疫球蛋白异常。肺功能常表现为限制性通气功能障碍伴有弥散功能受损。

(2) 影像学特点：胸部 X 线表现为双下肺网状、粗网状结节或细网状结节影，也可有斑片状浸润影及局灶性实变影。CT 表现为边界不清的小叶中央型结节及胸膜下结节、磨玻璃样影，支气管血管增厚、小叶间隔增厚，也可见到肺气肿、支气管扩张等表现。

(3) 病理特点：肺间质中弥漫性的淋巴细胞、浆细胞和组织细胞浸润，具有生发中心的淋巴滤泡常见。Ⅱ型肺泡上皮有增生，肺泡腔内巨噬细胞增多，肺泡内的机化和巨噬细胞的聚集少见或轻微。免疫球蛋白轻链染色显示 B 细胞为多克隆性。本病需要与支气管黏膜相关淋巴组织增生(弥漫性淋巴组织增生)、结节样淋巴组织增生、MALT 性和小细胞淋巴瘤以及非特异性间质性肺炎(NSIP)、过敏性肺炎和普通型间质性肺炎(UIP)等疾病鉴别。

## 特发性间质性肺炎的预后如何

本病预后不良，大部分患者因肺纤维化导致肺动脉高压、肺源性心脏病和右心衰竭，存活时间仅 3～5 年。我国尚无确切的患病率，至今缺乏特效治疗方法，近年由于研究方法的改进，电视胸腔镜手术(VATS)/开胸肺活检的开展，本病在国外已成为呼吸病理研究的热点，国内相关报道也日益增多。

# 过 敏 性 肺 炎

## 什么是过敏性肺炎

    过敏性肺炎是吸入某一类有机粉尘或特殊情况下吸入单纯的化学物质后,通过变应性反应所致的弥漫性间质性肉芽肿性肺疾病。其属于肺炎的特殊类型,是一组由不同致敏原引起的非哮喘性变应性病变,以弥漫性间质炎症为病理特征。本病系由于吸入含有真菌孢子、细菌产物、动物蛋白质或昆虫抗原等的有机物尘埃微粒(直径<10 μm)所引起的变态(过敏)反应,因此又称为外源性变应性肺泡炎。过敏性肺炎的发生与季节性大气污染有关,室内微生物污染系该病直接病因,患者首先须脱离致病源的环境,远离污染空气,必要时可食用过敏康胶囊。儿童发病率不高,其过敏性肺炎往往是由于吸入的抗原与体内抗体反应形成的,吸入这种颗粒后少数患儿出现喘息、流涕等前驱表现,3~6小时后开始出现症状,表现为发热、干咳、呼吸急促、胸痛、缺氧及口唇、指趾末端发绀等,6~8小时上述症状达到高峰,24小时症状基本消失。发作时肺部体征与哮喘发作时不同,多无喘鸣音,主要听到的是湿性啰音。胸部X线检查早期显示肺间质浸润、小结节影,以后扩展为斑片状阴影。急性发作时白细胞升高,以中性粒细胞为主,而与变态反应密切相关的嗜酸性粒

细胞却不增高,同时肺功能下降。

## 过敏性肺炎的临床表现如何

原来已致敏的急性患者可有发热、畏寒、咳嗽和呼吸困难,一般出现于再次接触抗原后 4～8 小时,也可出现厌食、恶心和呕吐。肺部听诊有吸气相湿啰音,哮鸣音不常见。脱离抗原之后,症状一般在几小时内改善,但完全恢复需几周,反复发作可致肺纤维化。亚急性者可隐袭发病,咳嗽和呼吸困难往往持续数日至数周,病情不断发展者需要住院治疗。在慢性者,进行性活动后呼吸困难,咳嗽、乏力和体重下降可达数月至数年。本病可发展为呼吸衰竭。

胸部 X 线检查可能正常,也可能有弥漫性间质纤维化,常出现双侧性斑块或结节样浸润,支气管肺纹理增粗,或呈小的腺泡样改变,提示有肺水肿,肺门淋巴结肿大和胸腔积液罕见。CT 特别是高分辨 CT 对判断病变类型和范围有较高价值,但CT 表现无一定规律性。肺功能检查表现为限制性通气障碍,肺容积缩小,一氧化碳弥散减低,通气/血流比异常和低氧血症。急性者气道阻塞不多见,但慢性者可发生。嗜酸性粒细胞无异常。

## 过敏性肺炎的发病机制如何

一般认为,过敏性肺炎是由于免疫复合物的沉着引起的Ⅲ

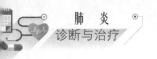

型变态反应,但肺活检未发现Ⅲ型变态反应的组织损害所特有的肺血管炎,因此,有人支持Ⅳ型变态反应(迟缓反应)的观点,因为它的组织学损害在急性期是以肺泡壁为主的淋巴细胞浸润,继而是单核细胞浸润和散在的非干酪化性巨细胞肉芽肿,后期是肺组织纤维化和机化的阻塞性细支气管炎,与Ⅳ型变态反应一致,但亦有报告指出Ⅱ型变态反应及非免疫学机制均参与此病的发病。本病多见于吸入抗原3~6小时后开始出现症状,6~8小时达高峰,24小时左右消失,如接触含真菌之稻草引起的"农民肺"、对鸟粪中动物蛋白过敏而致的"饲鸽者肺"等。有报道示,组织相容性抗原(HLA)系统和过敏性肺炎的发生有一定关联,如"饲鸽者肺"多发生于白细胞带有 HLA-A1、HLA-A8者,提示有一个与组织相容抗原系统有关联的免疫反应基因存在。

　　非典型性"农民肺"(肺霉菌中毒),是指数小时内接触大量发霉青贮饲料(如打开贮存青贮饲料的地窖)后出现的发热、畏寒和咳嗽综合征,因找不到沉淀素,提示发病机制为非免疫性,这种情况与污染了曲菌的旧青贮饲料有关。

## 过敏性肺炎有何病理改变

　　过敏性肺炎的肺组织病理显示肺间质炎症浸润,伴有细支气管炎和机化性肺炎,常出现非干酪性肉芽肿。慢性过敏性肺炎以纤维化为主,无肉芽肿及气道受累。

# 如何诊断过敏性肺炎

过敏性肺炎的诊断应该包括3个方面:抗原接触史、肺部病变及免疫学检查。根据抗原接触史、典型的临床表现和高分辨率CT特征可以做出临床诊断。

目前认为,下列6个要素可作为诊断参考:①暴露于已知变应原;②沉淀抗体阳性;③症状反复发作;④吸气相啰音;⑤症状始于暴露后4~8小时;⑥体重减轻。符合上述要素越多,诊断过敏性肺炎的可能性就越大,符合6要素的患者诊断过敏性肺炎的可能性可达98%。

血清中找出可疑抗原沉淀的特异性抗体可以明确诊断,尽管抗体存在与否都无绝对意义。抗原接触病史可提供诊断的线索(如工作时接触过抗原的人每周周末可无症状,或症状可在再次接触后48小时重新出现),但某些接触致病抗原的病史不易查出,尤其是"空调肺"(加湿器肺)。对疑难病例,可由专家进行环境调查以助诊断,对于难下结论或没有环境接触史的病例,可行肺活检。支气管肺泡灌洗对于诊断间质性肺病有意义,但价值未肯定。淋巴细胞,尤其T细胞增多见于过敏性肺炎和结节病,CD8+(抑制细胞毒)T细胞亚群在过敏性肺炎的某些阶段多见,而CD4+(辅助诱导)亚群在活动性结节病中多见。经支气管镜活检的价值非常有限,因为标本太少可引起误诊。

当急性发作前的典型接触史不能确定时,由于临床特点、胸

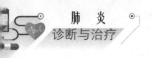
部 X 线表现及肺功能检查的相似,特发性肺纤维化(Hamman-Rich 综合征、隐源性致纤维性肺泡炎、内源性变应性肺泡炎)则难与过敏性肺炎相鉴别。成人细支气管炎的变异类型(如阻塞性细支气管炎伴机化性肺炎)可类似于限制性(间质性)疾病,当无相关病史或剖胸肺活检未发现典型改变时,两者难以区别。

有自身免疫证据(抗核-DNA 抗体或乳胶固定试验阳性,或有胶原性血管疾病)表示为特发性或继发性普通型间质性肺炎。慢性嗜酸性肺炎常伴外周血嗜酸性粒细胞增多,结节病往往引起肺门和气管旁淋巴结增大并可累及其他器官。肺血管炎肉芽肿综合征(Wegener 肉芽肿)、淋巴瘤样肉芽肿和变应性肉芽肿(Churg-Strauss 综合征),常伴上呼吸道和肾脏疾病。支气管哮喘和变应性支气管肺曲菌病有嗜酸性粒细胞增多和阻塞性而非限制性的肺功能异常。过敏性肺炎的诊断过程中要注意与上述疾病相鉴别。

## 过敏性肺炎的辅助检查有何表现

(1) X 线检查:胸部 X 线表现可以正常,也可以表现为广泛的纤维结节和网状浸润影。

(2) 肺功能检查:早期肺功能可能正常或者有轻度的限制性通气功能障碍,晚期肺功能显著异常并且不可逆转。

(3) 免疫学检查:多数过敏性肺炎患者能检出致病有机粉尘

或动物蛋白抗原的沉淀抗体。血 IgG 特异性血清沉淀抗体阳性。

（4）吸入激发试验：①天然激发试验，让患者离开致病环境 72 小时以上，然后再回到同一环境中，观察临床表现和各项实验室指标；②实验室激发试验，测定基础肺功能后，让患者吸入可疑抗原提取物，观察其症状和肺功能等 24 小时以上。最常见的阳性表现出现在激发后 4～6 小时，表现为发冷、发热、咳嗽、呼吸困难、肺部出现啰音，肺功能表现为限制性通气障碍。吸入激发试验对患者来说有一定的痛苦，并不作为常规检查。

## 过敏性肺炎需与哪些疾病相鉴别

过敏性肺炎需与浸润型肺结核、肺癌、病毒性肺炎及其他感染性肺炎相鉴别。有时根据其游走及易于消散的特点，不难鉴别。

## 过敏性肺炎如何治疗

治疗过敏性肺炎的中心环节是避免抗原接触，虽然不容易做到，但可采取减少暴露的措施，如正压面罩保护呼吸道、改进通气设备、使用空气过滤装置等。药物治疗以糖皮质激素为主，长期疗效不明，但对促进急性过敏性肺炎患者肺功能恢复有帮助，疗程为 1 个月。

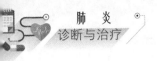

## 如何预防过敏性肺炎

(1) 避免疗法：这是最基本也是最重要的方法，对日常生活中易导致发病的物质，尽量避免接触。另外，还应尽量避免不必要的应酬，烟酒不沾，并持之以恒地运动锻炼以增强体质，晨跑、游泳都是不错的锻炼方法。

(2) 鼻内喷雾剂：目前常用的是含类固醇的制剂，对鼻腔局部治疗效果佳、不良反应少，但要避免造成药物性鼻炎。

(3) 减敏疗法：在测出过敏源的情况下以微量稀释的过敏源溶液逐量长期注射，以使人体达到能对此抗原产生耐受性。

## 何谓夏季过敏性肺炎

近几年来临床上经常发现每年7～9月份有不少人无明显诱因地出现发热、干咳、气短、胸痛等肺炎的表现，从临床中发现这些患者与接触某些有机性尘埃有关，这种肺炎在临床上称为夏季过敏性肺炎。该病好发年龄在40～50岁，男女发病年龄几乎一致。其特点是运动或其他原因使呼吸加深、加快，或者劳动、精神紧张、情绪激动等都可诱发咳嗽、胸痛、气短、发热，体温多达38℃以上。

实验室检查可见红细胞沉降率(血沉)中度增快，白细胞增

至 $10 \times 10^9$/L 左右,嗜酸性粒细胞增多。胸部 X 线发现双肺呈弥漫性小颗粒状和线状阴影改变,没有大片均匀一致的阴影,肺门淋巴结不肿大。据调查统计的结果,本病大多数与真菌有关,这些致敏原侵入呼吸道后使机体处于致敏状态,如果再一次侵入同一致敏原,机体就会发病。

## 如何防治夏季过敏性肺炎

夏季过敏性肺炎最根本的防治措施是早预防、早治疗,早期脱离致敏原的环境,如果能够及时脱离致敏原的影响,其发热、咳嗽、气短等症状均可于 1 周内消失。另外应加强室内通风换气,改善环境,以减少致敏原侵入呼吸道。发热者可用乙醇(酒精)浴等方法物理降温,咳嗽者可用止咳剂对症处理,另外激素、氨茶碱对本病治疗有一定疗效,而抗生素治疗无效。同时还可以配合使用阿司咪唑(息斯敏)等抗过敏药物,可以起到很好的效果。

# 类脂质肺炎

## 什么是类脂质肺炎

类脂质肺炎是指由某些脂类物质引起的在肺脏发生的一种慢性炎症反应。

## 类脂质肺炎如何分类

根据脂类物质进入肺脏的原因不同,可分为外源性类脂质肺炎与内源性类脂质肺炎。

(1) 外源性类脂质肺炎:由呼吸道吸入的植物性、动物性或矿物性脂质所致。植物性脂质不能被肺内的酯酶水解,不会对肺脏造成损伤,可以被咳出,动物性脂质可以被肺内的酯酶水解,释放脂肪酸,导致肺脏严重的炎症反应,矿物性脂质在体内不被水解,进入肺部后被吞噬细胞吞噬,通过淋巴管运走,如果留下残留物,可以引起肺脏的纤维化,矿物性脂质的刺激性小,进入支气管后不引起咳嗽反射。

(2) 内源性类脂质肺炎:又叫胆固醇性肺炎,常并发于肺癌、支气管扩张、放射治疗、硬皮病、肺尘埃沉着病的纤维化。另外脂肪栓塞、肺泡蛋白沉着症和脂质累积症等疾病也可以并发此类肺炎。

## 类脂质肺炎的临床表现如何

此类肺炎常发病于老幼患者、体质衰弱者、吞咽功能障碍的神经系统疾病或食管疾病的患者。多数患者的症状不明显，常在肺部的 X 线检查中发现异常才引起注意。

常见的症状是咳嗽、活动后气促、呼吸困难，可能出现发热、寒战、胸痛、咯血、盗汗、消瘦等。体检可以没有阳性体征或者只有发热、气促等。肺部听诊可闻及程度不等的支气管性或支气管肺泡性呼吸音、干湿啰音或者捻发音。动脉血气分析可正常，运动后可出现低氧血症，重症患者有低氧血症、低碳酸血症和轻度的呼吸性碱中毒。肺功能检查可见限制性通气功能障碍、肺顺应性下降。

## 如何诊断类脂质肺炎

类脂质肺炎的诊断主要是询问病史，如果痰液中找到充满脂质的吞噬细胞则有助于诊断。胸部 X 线检查可以见到单侧或双侧浸润影，呈局限性或弥漫性分布，双下肺多见，可以见到支气管空气征。发生肺纤维化时，有结节状和线性浸润影。如果

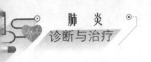

呈现块状阴影,要与肺癌相鉴别。

## 类脂质肺炎如何治疗

　　(1) 外源性类脂质肺炎:以预防为主,尽量不要应用液状石蜡滴鼻和导泻,对于易患人群尤其要注意。发生类脂质肺炎时,要指导患者进行咳嗽锻炼,促进脂质的排出。也可以使用皮质激素治疗。

　　(2) 内源性类脂质肺炎:治疗原发病。与肺癌难以鉴别者,可以手术切除。